Der Weg zum

„Babyfreundlichen Krankenhaus"

Praxisleitfaden

Verein zur Unterstützung der WHO/UNICEF-Initiative
„Babyfreundliches Krankenhaus" (BFHI) e. V. (Hrsg.)

I Michael Abou-Dakn
I Andrea Reeck
I Bernd Juhre
I Gisela Meese

Der Weg zum

„Babyfreundlichen Krankenhaus"

Praxisleitfaden

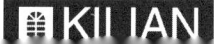

Impressum

Dr. med. Michael Abou-Dakn, IBCLC
Chefarzt der Gynäkologie und Geburtshilfe
Erster Vorsitzender der WHO/UNICEF-Initiative „Babyfreundliches Krankenhaus" e. V.
St. Joseph Krankenhaus
Bäumerplan 24
12101 Berlin

Dipl. Pfleg. Päd. Andrea Reeck (RbP)
DGQ-Qualitätsmanagerin, QMB
St. Joseph Krankenhaus
Bäumerplan 24
12101 Berlin

Dipl.-Ing. Bernd Juhre
DGQ Auditor Qualität
Beratung zu QM-Systemen und Medizinprodukten
Schulstraße 10
13507 Berlin

Gisela Meese, M.A.
Verein zur Unterstützung der WHO/UNICEF-Initiative
„Babyfreundliches Krankenhaus" (BFHI) e. V.
Jan-Wellem-Straße 6
51429 Bergisch Gladbach
Tel. 02204 4045-90 Fax: 02204 4045-92
info@babyfreundlich.org
www.babyfreundlich.org

© 2009 Verein zur Unterstützung der WHO/UNICEF-Initiative
„Babyfreundliches Krankenhaus" (BFHI) e. V.

1. Auflage 2009
VERLAG im KILIAN, Marburg
Layout & Satz: Heidi Riehl / medialog, Marburg
Druck: Fuck – Druck und Verlag, Koblenz
Titelfoto mit freundlicher Genehmigung des HELIOS-Kreiskrankenhauses Gotha
ISBN: 978-3-941770-01-0

Dieses Werk ist urheberrechtlich geschützt. Die dadurch begründeten Rechte, insbesondere der Übersetzung, des Nachdrucks, der Entnahme von Abbildungen und Tabellen, der Vervielfältigung auf anderen Wegen oder der Speicherung/Wiedergabe in elektronischen Medien bleiben vorbehalten.

Fachliche Mitarbeit am Kapitel 3 (Qualitätsmanagement im „Babyfreundlichen Krankenhaus"):
Michaela van Beek, ehemalige Stillbeauftragte am St. Josef Krankenhaus, Berlin.

Lektorat: Dr. Zsuzsa Bauer

Vorwort

Seit Jahren beobachten wir, dass viele engagierte Krankenhäuser die Ziele der WHO/UNICEF-Initiative *„Babyfreundliches Krankenhaus"* – also die Förderung der Eltern-Kind-Bindung sowie des Stillens – zwar inhaltlich unterstützen, bei der praktischen Umsetzung der Qualitätskriterien jedoch vor einer großen Herausforderung stehen. Denn die Einführung dieser Qualitätskriterien erfordert in der Regel eine grundlegende Umstellung klinikinterner Prozesse, was ein komplexes „Change Management" voraussetzt.

Der vorliegende Praxisleitfaden möchte die interessierten Kliniken bei der Bewältigung dieser tiefgreifenden Umstellungen unterstützen. Er beschreibt detailliert und praxisbezogen den Weg, der unserer langjährigen Erfahrung nach mit hoher Wahrscheinlichkeit zur Erlangung des Qualitätssiegels *„Babyfreundliches Krankenhaus"* führt. Der Leitfaden richtet sich dabei an alle Berufsgruppen, die in diesen Prozess einbezogen werden müssen: Das ist nicht nur das Team der Geburtshilfe und Neonatologie, sondern auch das Qualitätsmanagement, die Pressestelle und die Geschäftsführung.

An dieser Stelle möchte ich meinen Koautorinnen und -autoren für ihr Mitwirken an diesem Praxisleitfaden ganz herzlich danken. Nachdem ich im ersten Kapitel die **Grundlagen** der WHO/UNICEF-Initiative beschreibe, widmet Frau Reeck das zweite Kapitel dem **Projektmanagement**, das vielen Koordinatorinnen und Koordinatoren des Projektes *„Babyfreundliches Krankenhaus"* Mut machen und ihnen eine praxisnahe Anleitung geben wird.

Herr Juhre ordnet im dritten Kapitel das **Qualitätsmanagement-System *„Babyfreundliches Krankenhaus"*** in verschiedene verbreitete und umfassendere Qualitätsmanagement-Systeme ein. So erhält der Qualitätsmanagement-Profi einen Überblick, welche Elemente für das *„Babyfreundliche Krankenhaus"* in ein bestehendes Qualitätsmanagement-System aufgenommen werden müssen. Für den Qualitätsmanagement-Anfänger stellt er die Grundzüge eines Qualitätsmanagement-Systems vor und erläutert dessen Nutzung im Rahmen des *„Babyfreundlichen Krankenhauses"*. Frau van Beek bringt in diesem Zusammenhang ihr spezielles Know-how aus dem Stillmanagement eines solchen Krankenhauses ein.

Die Geschäftsführerin der WHO/UNICEF-Initiative, Frau Meese, zeigt im letzten Kapitel, wie Krankenhäuser das Qualitätssiegel *„Babyfreundliches Krankenhaus"* wirkungsvoll und kontinuierlich als Instrument für ihr **Krankenhausmarketing** nutzen können. Auch dieser Aspekt ist in der Fachliteratur noch nicht gewürdigt worden.

Ich bin sehr zuversichtlich, dass die praxisorientierte Vorstellung dieser Aspekte viele weitere Krankenhäuser ermutigen wird, sich der Initiative anzuschließen.

Eine weitere wichtige Intention dieses Praxisleitfadens ist es außerdem aufzuzeigen, dass die WHO/UNICEF-Initiative ein Partner der Krankenhäuser ist, der sie in allen Phasen auf dem Weg zum *„Babyfreundlichen Krankenhaus"* unterstützt.

Dr. Michael Abou-Dakn
Erster Vorsitzender der WHO/UNICEF-Initiative und Chefarzt Gynäkologie und Geburtshilfe St. Joseph Krankenhaus in Berlin

Inhaltsverzeichnis

Vorwort 5

I   Die WHO/UNICEF-Initiative „Babyfreundliches Krankenhaus" 11

    1.1   Die WHO/UNICEF-Initiative in Deutschland 12
    1.2   Geburts- und Kinderkliniken etablieren eine neue Stilltradition 12
    1.3   „Zehn Schritte zum erfolgreichen Stillen" von WHO und UNICEF ... 14
    1.4   Was bringen die „Zehn Schritte zum erfolgreichen Stillen" dem Krankenhaus? 15
        1.4.1   Optimierung der interdisziplinären Zusammenarbeit und Aktualisierung des Kenntnisstandes 16
        1.4.2   Motivationsschub durch mehr Fachkompetenz und Imagegewinn 16
    1.5   Unterstützung auf dem Weg zur Anerkennung als „Babyfreundliches Krankenhaus" 16
    1.6   Fortbildung der Mitarbeiterinnen 19
    1.7   Qualitätssicherung in „Babyfreundlichen Krankenhäusern" 20
    1.8   Literatur 21

II Projektmanagement auf dem Weg zum „Babyfreundlichen Krankenhaus" 23

    2.1   Wir ziehen um! – oder: Was ist eigentlich ein Projekt? 24
    2.2   Die zentralen Funktionen im Projektmanagement: Leitung, Moderation, Ergebnissicherung 26
        2.2.1   Die Projektleiterin – hier laufen alle Fäden zusammen 26
        2.2.2   Moderation 27
        2.2.3   Ergebnissicherung – oder: „Wer schreibt, der bleibt"! 29

2.3 Ebenen und Gremien im „Babyfreundlichen Krankenhaus" 30
    2.3.1 Die oberste Leitung 31
    2.3.2 Die Lenkungsgruppe 32
    2.3.3 Der Qualitätszirkel / Die Projektgruppe 35
    2.3.4 Treffen der Stillbeauftragten 38
2.4 Die verschiedenen Projektphasen im Gutachtenprozess 40
    2.4.1 Von der Idee zum Projektauftrag 40
    2.4.2 Weitergabe der Informationen 43
    2.4.3 Vom „Jagen und Sammeln" 46
    2.4.4 Erarbeitungsphase 48
    2.4.5 Einführungsphase 52
    2.4.6 Das Gutachten aus der Sicht des Projektmanagements 53
    2.4.7 Projektabschluss 55
    2.4.8 Öffentlichkeitsarbeit 57
    2.4.9 Phase der Aufrechterhaltung und der kontinuierlichen
          Verbesserung 58
2.5 Rückblick und Ausblick 60
2.6 Literatur 60

III Qualitätsmanagement im „Babyfreundlichen Krankenhaus" 61

3.1 Der Ablauf des Gutachtenprozesses 61
    3.1.1 Vorbereitung auf die Selbsteinschätzung 61
    3.1.2 Selbsteinschätzung anhand der Checkliste 61
    3.1.3 Gutachterinnen 62
    3.1.4 Das Gutachten 63
3.2 Einführung in das Qualitätsmanagement 66
    3.2.1 Der Begriff „Qualität" 66
    3.2.2 Das Konzept des Qualitätsmanagements 66
    3.2.3 Grundprinzipien und wesentliche Grundsätze des
          Qualitätsmanagements 67
    3.2.4 Historische Entwicklung des Qualitätsmanagements 68

3.3 Überblick der Qualitätsmanagement-Systeme im Krankenhaus 69
    3.3.1 DIN EN ISO 9001 70
    3.3.2 EFQM 71
    3.3.3 Kooperation für Transparenz und Qualität im Gesundheitswesen (KTQ) 73
    3.3.4 proCum Cert 74
3.4 Einpassung des Qualitätsmanagement-Systems „Babyfreundliches Krankenhaus" in andere Qualitätsmanagement-Systeme 75
3.5 Erläuternde Texte 78
    3.5.1 Umgang mit Dokumenten 78
    3.5.2 Umgang mit Aufzeichnungen 83
    3.5.3 Leitbild/Stillpolitik und Ziele 86
    3.5.4 Aufgaben und Verantwortlichkeiten 91
    3.5.5 Interne Kommunikation 96
    3.5.6 Einarbeitung und Fortbildung 99
    3.5.7 Informationsveranstaltungen für werdende Eltern 107
    3.5.8 Kommunikation mit den Frauen und den Familien 109
    3.5.9 Das Babyfreundliche Betreuungskonzept 114
    3.5.10 Räume, Ausstattung und Lieferanten 122
    3.5.11 Messung, Analyse, Verbesserung 126
3.6 Zusammenfassung 131

IV Erfolgreiches Krankenhausmarketing mit dem Qualitätssiegel von WHO und UNICEF 133

4.1 Besonderheiten und Chancen des Geburtshilfemarketings 133
    4.1.1 Megatrends in der Geburtshilfe 133
4.2 Kommen Sie ins Gespräch: Die Auszeichnung mit dem internationalen Qualitätssiegel 134
    4.2.1 Projektmanagement der feierlichen Plakettenübergabe 134
    4.2.2 Zeitmanagement der feierlichen Plakettenübergabe 135
    4.2.3 Akquise einer prominenten Persönlichkeit für die Auszeichnung ... 135
    4.2.4 Einladung der Gäste 136

	4.2.5 Die feierliche Plakettenübergabe als Chance für interne Imagepflege und Mitarbeiterbindung	136
	4.2.6 Einladung der Presse / Pressearbeit	136
	4.2.7 Veranstaltungsmanagement für den Tag der feierlichen Plakettenübergabe	137
	4.2.8 Vorbereitungen am Auszeichnungstag	138
4.3	Elemente der Außendarstellung eines „Babyfreundlichen Krankenhauses"	**138**
4.4	Zielgruppenmarketing	**138**
	4.4.1 Informationsveranstaltungen für Eltern	139
	4.4.2 Internetpräsenz und Elternportal der Initiative	139
	4.4.3 Einweiser	139
	4.4.4 Spezielle Serviceangebote nach der Entlassung aus der Klinik	140
	4.4.5 Anlässe nutzen und im Gespräch bleiben	140
4.5	Effizientes Beschwerdemanagement	**140**
4.6	Zusammenfassung	**141**
4.7	Literatur	**142**

Anhang **143**
Abkürzungsverzeichnis 143
Weiterführende Dokumente 143

Index **145**

Michael Abou-Dakn

▌ Die WHO/UNICEF-Initiative „Babyfreundliches Krankenhaus"

Die Initiative *„Babyfreundliches Krankenhaus"* ist ein weltweites Programm der Weltgesundheitsorganisation (WHO) und UNICEF. Kliniken, die die internationalen Qualitätskriterien der Initiative erfüllen, erhalten die WHO/UNICEF-Plakette *„Babyfreundliches Krankenhaus"*. Weltweit haben sich 20 000 Geburtskliniken der „Babyfriendly Hospital Initiative" (BFHI) angeschlossen.

UNICEF und WHO haben sich zum Ziel gesetzt, die erste Lebensphase eines Neugeborenen ganz besonders zu schützen. Schon unmittelbar nach der Geburt werden Grundlagen für die weitere Gefühlsentwicklung eines Kindes gelegt. Der direkte Hautkontakt und das erste Anlegen haben großen Einfluss darauf, ob und wie lange ein Baby gestillt wird (Moore et al, 2007; WHO, 1998; Perez-Escamilla, 1994). Das Stillen intensiviert die Mutter-Kind-Beziehung und wirkt sich positiv auf den Zusammenhalt der Familie aus (Lvoff et al, 2000; Zetterstrom, 1999; Fergusson und Woodword, 1999; WHO, 1998). *„Babyfreundliche Krankenhäuser"* bieten eine umfassende Betreuung rund um die Geburt, angefangen von der Schwangerenvorsorge bis zu Beratungsangeboten nach der Entlassung. Babyfreundliche Geburts- und Kinderkliniken haben ihr Personal speziell zum Thema „Stillen" fortgebildet. Sie informieren alle schwangeren Frauen umfassend über den Nutzen der Muttermilch. Während des Klinikaufenthaltes erhalten Mütter kompetente Unterstützung beim Stillbeginn. Auch nach Entlassung aus der Klinik sind *„Babyfreundliche Krankenhäuser"* weiterhin fachkompetente Ansprechpartner für die jungen Familien. Dazu gehören beispielsweise 24-Stunden-Hotlines, ambulante Stillberatung oder Stillcafés. Auch Frauen, die nicht stillen wollen, sind in einem „Babyfreundlichen Krankenhaus" gut aufgehoben. Denn *„Babyfreundliche Krankenhäuser"* fördern den optimalen Start in eine gute Eltern-Kind-Beziehung.

2008 hat die deutsche WHO/UNICEF-Initiative die „Zehn Schritte" auf der Basis aktueller Studienerkenntnisse erweitert und die **„Zehn Schritte zur erfolgreichen Bindungs- und Entwicklungsförderung unter Einbeziehung des Stillens (BEST)"** für Kinderkrankenhäuser entwickelt. Auch **Babyfreundliche Kinderkliniken** schützen die Bindung von Eltern und Neugeborenem und fördern das Stillen. Hinzu kommen besondere Leistungen bei der Betreuung von Frühgeborenen oder kranken Neugeborenen und deren Eltern.

1.1 Die WHO/UNICEF-Initiative in Deutschland

Der Verein zur Unterstützung der WHO/UNICEF-Initiative *„Babyfreundliches Krankenhaus"* (BFHI) e. V. wurde von WHO und UNICEF beauftragt, das internationale Qualitätssiegel *„Babyfreundliches Krankenhaus"* auch in Deutschland zu verankern. Der Verein informiert, analysiert, berät und begutachtet die Mitgliedskrankenhäuser und verleiht bei der Erfüllung aller Kriterien die Plakette von WHO und UNICEF. Der Trägerverein ist nach ISO 9001 : 2000 zertifiziert und ist Mitglied der 1994 gegründeten „Nationalen Stillkommission".

1.2 Geburts- und Kinderkliniken etablieren eine neue Stilltradition

Seit Ende der 50er Jahre wird weltweit zunehmend künstliche Babynahrung verwendet. Durch unkritischen Einsatz von Muttermilchersatzprodukten sank die Stillrate (Hormann und Nehlsen, 1997). Die bislang selbstverständliche Tradition des Stillens als natürliche, physiologische Form der Säuglingsernährung wurde unterbrochen. Dadurch ging wertvolles Wissen verloren. Der Wert des Stillens für Mutter und Kind ist jedoch unbestritten. So konnte in einer weltweiten Analyse erneut gezeigt werden, dass im Jahr 1,3 Millionen Kinder durch ausschließliches Stillen vor dem Kindstod (bis zum fünften Lebensjahr) hätten bewahrt werden können (Jones et al, 2003). Diese Zahlen beziehen sich vor allem auf die Schwellenländer. Aber auch in den Industrieländern könnte nach aktuellen Studien durch die Erhöhung der Stillrate eine Reduzierung der kindlichen Todesfälle bis zum ersten Lebensjahr um circa 20 % erreicht werden (Chen und Roger, 2004). Auch der wichtige Einfluss des Stillens auf die mütterliche Gesundheit (wie zum Beispiel auf das Brustkrebsrisiko) soll hier nicht unerwähnt bleiben (Ip et al, 2007; Abou-Dakn et al, 2003; Collaborative Group on Hormonal Factors in Breast Cancer 2002; Labbok 2001).

Die Stillrate war im letzten Jahrhundert kontinuierlich rückläufig. Die Bereitschaft zu stillen hing auch schon Ende des 18. Jahrhunderts von der gesellschaftlichen Einstellung, insbesondere der jeweils bessergestellten Schicht ab (Hormann und Nehlsen, 1997). Mit der Entwicklung und der tatsächlichen Verbesserung der Formulanahrung erschien die Möglichkeit, nicht mehr stillen zu müssen, umsetzbar (Hormann und

Nehlsen, 1997). Dadurch kam es ab Mitte des letzten Jahrhunderts zu einem radikalen Rückgang der Stillquote. Dies führte zwar auch in den entwickelten Ländern zu ersten gesundheitlichen Bedenken, wurde aber mit der Erfassung des neuen Marktes der Schwellenländer zu einem tatsächlichen Problem. Es kam schließlich zu ersten Todesfällen in Afrika und Asien infolge der verunreinigten, unsauber hergestellten Formulanahrung. Hieraus erwuchsen der politische Druck und schließlich erste Verlautbarungen der WHO zum Wert des Stillens und der wesentlichen Rolle der Geburtskliniken 1979.

Die WHO und das Kinderhilfswerk der Vereinten Nationen UNICEF beschlossen, über die Geburtskliniken eine neue Stilltradition zu etablieren. Die „Gemeinsame Erklärung" von WHO und UNICEF bildete die Grundlage für die „Zehn Schritte zum erfolgreichen Stillen" (siehe Kapitel 1.3, S. 14), die sich auf Studien zur Stillförderung mit hohem evidenzbasierten Niveau stützen (WHO, 1998 und 2003). 1990 wurde auf dem Weltgipfel für Kinder die so genannte „Innocenti Declaration on the Protection, Promotion and Support of Breastfeeding" verabschiedet (WHO, 1990). Die Unterzeichnerstaaten der Deklaration verpflichten sich, die „Zehn Schritte zum erfolgreichen Stillen" in den Geburtskliniken umzusetzen und nationale Komitees für die Stillförderung einzurichten. Auch die Bundesrepublik unterzeichnete die Innocenti-Deklaration und gründete 1994 die Nationale Stillkommission.

Im Juni 2004 verabschiedeten 28 EU-Staaten in Dublin einen EU-Aktionsplan „Protection, promotion and support of breastfeeding in Europe: a blueprint for action" (European Commission Directorate Public Health and Risk Assessment, 2004). Auch Deutschland unterzeichnete den so genannten „Blueprint", der als europäischer Standard die Eckpfeiler einer nachhaltigen Stillförderungspolitik beschreibt. Die WHO/UNICEF-Initiative „Babyfreundliches Krankenhaus" wird darin allen EU-Staaten als zentraler Bestandteil einer wirksamen Stillförderungspolitik empfohlen.
Das Qualitätssiegel „Babyfreundliches Krankenhaus" wird immer stärker von den werdenden Eltern und der Gesellschaft wahrgenommen. So rücken das Stillmanagement und die Bindungsförderung der Kliniken als ein wesentliches Entscheidungskriterium bei der Wahl der geeigneten Geburtsklinik in den Vordergrund. So haben sich mit Stand vom November 2009 97 deutsche Krankenhäuser der Initiative angeschlossen, von denen 51 Kliniken die Auszeichnung erhalten haben. Im Jahr 2007 fanden in der

Bundesrepublik 34 626 Geburten in *„Babyfreundlichen Krankenhäusern"* statt, die 6% aller Geburten ausmachten.

1.3 „Zehn Schritte zum erfolgreichen Stillen" von WHO und UNICEF

Grundlage für die Standards in *„Babyfreundlichen Krankenhäusern"* sind die aus Studienanalysen 1991 entwickelten „Zehn Schritte zum erfolgreichen Stillen":

Schritt 1
Schriftliche Stillrichtlinien haben, die mit allen MitarbeiterInnen regelmäßig besprochen werden.

Schritt 2
Alle MitarbeiterInnen so schulen, dass sie über die notwendigen Kenntnisse und Fähigkeiten für die Umsetzung der Stillrichtlinien verfügen.

Schritt 3
Alle schwangeren Frauen über die Bedeutung und die Praxis des Stillens informieren.

Schritt 4
Den Müttern ermöglichen, unmittelbar ab Geburt ununterbrochenen Hautkontakt mit ihrem Baby zu haben, mindestens eine Stunde lang oder bis das Baby das erste Mal gestillt wurde.

Schritt 5
Den Müttern korrektes Anlegen zeigen und ihnen erklären, wie sie ihre Milchproduktion aufrechterhalten können, auch im Falle einer Trennung von ihrem Kind.

Schritt 6
Neugeborenen weder Flüssigkeiten noch sonstige Nahrung zusätzlich zur Muttermilch geben, außer bei medizinischer Indikation.

Schritt 7
24-Stunden-Rooming-in praktizieren – Mutter und Kind bleiben Tag und Nacht zusammen.

Schritt 8
Zum Stillen nach Bedarf ermuntern.

Schritt 9
Gestillten Kindern keine künstlichen Sauger geben.
Schritt 10
Die Mütter auf Stillgruppen hinweisen und die Entstehung von Stillgruppen fördern.

„Babyfreundliche Krankenhäuser" halten darüber hinaus die Bestimmungen des „Internationalen Kodex zur Vermarktung von Muttermilchersatzprodukten" (WHO, 1981) und der sich darauf beziehenden Folgeresolutionen der World Health Assembly (WHA) ein.

Diverse internationale Studien bestätigten den Wert dieser Maßnahmen. So konnte Kramer in einer prospektiven randomisierten Studie in Belarus (Weißrussland) sowohl den Wert der Stillförderung durch die Einführung der BFHI-Maßnahmen nachweisen als auch den gesundheitlichen Effekt auf die Kinder (Kramer et al, 2001). Auch die deutsche Studie zu Stillen und Säuglingsernährung („SuSe"-Studie (Dulon und Kersting, 2000) zeigte, dass ein Zusammenhang zwischen den stillfördernden Maßnahmen in den Kliniken und der Stilldauer besteht. Diese Daten wurden sowohl national (Abou-Dakn und Strecker, 2003, Dulon et al 2003; Kohlhuber et al, 2008, Schwegler et al, 2008) als auch international (WHO, 2003; Wright et al, 1996) immer wieder bestätigt.

Die BEST-Kriterien (Bindung, Entwicklung und Stillen) für Kinderkliniken finden Sie in den „Informationen für Krankenhäuser – Babyfreundliche Kinderklinik", S. 4 ff. Die Publikation kann im Internet heruntergeladen werden unter http://www.babyfreundlich.org/infomaterial.html.

1.4. Was bringen die „Zehn Schritte zum erfolgreichen Stillen" dem Krankenhaus?

Die „Zehn Schritte" verbessern die Betreuungsqualität in Geburts- und Kinderkliniken. Dies kommt Mutter und Kind unmittelbar zugute. Doch auch die Krankenhäuser profitieren von der Umsetzung der Initiative.

1.4.1 Optimierung der interdisziplinären Zusammenarbeit und Aktualisierung des Kenntnisstandes

Die interdisziplinäre Zusammenarbeit im Team der Geburtshilfe oder der Kinderklinik wird durch die gemeinsamen Fortbildungen und die Umsetzung des ganzheitlichen Betreuungskonzeptes der Initiative optimiert. Diese interdisziplinären Schulungen führen dazu, dass die einzelnen Berufsgruppen ihren Kenntnistand hinterfragen und aktualisieren müssen. Dabei werden „alte Zöpfe", die unreflektiert über Generationen in den verschiedenen Berufsgruppen weitergeführt wurden, hinterfragt und korrigiert. Die Aufforderung an das Team ist es, sich mit den Regeln der Klinik zu beschäftigen und in Qualitätszirkeln interdisziplinär und unhierarchisch aktuelle Standards zu erarbeiten. Darin besteht die große Chance. Aufgrund der regelmäßigen Nachschulungen können werdende Eltern und junge Familien bei *„Babyfreundlichen Krankenhäusern"* davon ausgehen, dass Empfehlungen und Standards immer auf dem aktuellen Wissensstand beruhen.

1.4.2 Motivationsschub durch mehr Fachkompetenz und Imagegewinn

Durch die Erweiterung der Fachkompetenz erfährt das Personal der Wochenbettstationen mehr Wertschätzung durch die Mütter. Auch innerhalb des Krankenhauses steigt das Ansehen der Mitarbeiterinnen[1], die sich mit „ihrer" Auszeichnung identifizieren. Außerdem ermöglicht das internationale Qualitätssiegel *„Babyfreundliches Krankenhaus"*, die nachgewiesene Betreuungsqualität nach außen hin bekannt zu machen und sich damit positiv gegenüber Mitbewerbern abzuheben. Die internationale Auszeichnung strahlt auch auf das gesamte Krankenhaus aus, denn die Geburtshilfe ist die „Visitenkarte" einer Klinik.

1.5 Unterstützung auf dem Weg zur Anerkennung als „Babyfreundliches Krankenhaus"

Der Verein zur Unterstützung der WHO/UNICEF-Initiative *„Babyfreundliches Krankenhaus"* ist für interessierte Kliniken von Anfang an Ansprechpartner auf ihrem Weg bis zur Auszeichnung. Mit der Anmeldung des Gutachtens ist die Mitgliedschaft im Verein verpflichtend.

---

[1] Um den Lesefluss nicht zu stören, haben wir darauf verzichtet, beide Geschlechter ausdrücklich zu nennen. Die weibliche Form gilt auch für männliche Personen und umgekehrt.

Ein früher Vereinsbeitritt zahlt sich aus. Beraterinnen der Initiative entwickeln praxisnahe Vorschläge, die auf das einzelne Haus zugeschnitten sind. Probleme bei der Umstrukturierung werden in Entwicklungsseminaren und im Austausch mit bereits ausgezeichneten Krankenhäusern gelöst. Im ersten Jahr ergibt sich für Mitglieder allein bei den Beratungsleistungen ein Einsparpotenzial von rund 1 500,- Euro. Außerdem profitieren Mitglieder des Vereins von Serviceleistungen, wie z. B. vom Kompetenztransfer im Netzwerk der „Babyfreundlichen Krankenhäuser". Auch erhalten sie professionelle Unterstützung für Kampagnen, beispielsweise in der Weltstillwoche. Tabelle 1 fasst die im Zertifizierungsprozess angebotenen Leistungen zusammen.

Tabelle 1. Überblick der Leistungen im Gutachtenprozess

Etappen	Beschreibung	Dauer (Tag)
Erstinformation	Interessierte Kliniken wenden sich an den Verein und erhalten ein kostenfreies Erstinformationsset. Es enthält neben Informationen zur WHO/UNICEF-Initiative auch die „Checkliste zur Selbsteinschätzung".	
Einführungsveranstaltung	Die Einführungsveranstaltung informiert über Strukturen, Abläufe und Angebote der WHO/UNICEF-Initiative. Ebenso werden Möglichkeiten und Nutzen des internationalen Gütesiegels für das Krankenhausmarketing von Geburts- und Kinderkliniken aufgezeigt. Diese Inhouse-Präsentation richtet sich an alle Berufsgruppen, die von der Einführung des Qualitätssiegels „Babyfreundlich" tangiert sind: Das ist nicht nur das Team der Geburtshilfe, sondern auch das Qualitätsmanagement, die Pressestelle, die Geschäftsführung, die Belegärzte und Beleghebammen – und die Einweiser. Diese Präsentation eignet sich auch als offizieller Auftakt zum Projektstart „Babyfreundlich".	0,5
Von der Theorie zur Umsetzung	Erfahrenes Personal aus „Babyfreundlichen Krankenhäusern" hilft, Vorbehalte gegenüber der Anerkennung als "Babyfreundliches Krankenhaus" auszuräumen und Konflikte im Team zu lösen.	1
Auswertung Checkliste	Die Auswertung der „Checkliste zur Selbsteinschätzung" ist obligatorisch für alle Krankenhäuser, die die Anerkennung als "Babyfreundliches Krankenhaus" anstreben. Diese Erhebung dient der IST-Analyse und hat keine Relevanz für das Erstgutachten. Eine Gutachterin wertet die Daten des Krankenhauses aus und erstellt einen Bericht mit Empfehlungen für das weitere Vorgehen. Deshalb wird empfohlen, die Checkliste frühzeitig einzureichen.	
Telefonische Beratung	Viele Fragen, die während der Vorbereitung auf das Gutachten auftauchen, können telefonisch zeitnah mit einer Gutachterin geklärt werden.	
Eintägige Beratung	Diese Veranstaltung ist zu Beginn des Gutachtenprozesses sinnvoll, aber auch als letzter "Check-up" vor dem Gutachten oder Nachgutachten. Eine Gutachterin hilft, Unsicherheiten auszuräumen. Beratungstage werden auf Wunsch auch zu speziellen Themen angeboten.	1
Erstgutachten	Zwei Gutachterinnen überprüfen, ob das Krankenhaus den Kriterien der WHO/UNICEF-Initiative entspricht. Das Gutachten beinhaltet eine Überprüfung des schriftlichen Materials, das drei Monate vor dem Gutachtentermin bei der Gutachterin vorliegen muss.	2,5
Nachgutachten	Alle drei Jahre überprüfen zwei Gutachterinnen, ob Ihr Haus die Kriterien der WHO/UNICEF-Initiative weiterhin erfüllt.	1

Die WHO/UNICEF-Initiative unterstützt die Mitglieder dabei, die Anerkennung als „Babyfreundliches Krankenhaus" in der Öffentlichkeit bekannt zu machen. Nähere Informationen hierzu im Kapitel 4 „Erfolgreiches Krankenhaus-Marketing mit dem Gütesiegel von WHO und UNICEF", S. 133.

Die Checkliste und Informationen für Krankenhäuser sowie Empfehlungen zur Umsetzung der „Zehn Schritte" finden Sie zum Download unter: http://www.babyfreundlich.org/infomaterial.html.

1.6 Fortbildung der Mitarbeiterinnen

Zur Fortbildung der Mitarbeiterinnen können sowohl die eigenen Ressourcen der Klinik als auch Schulungsangebote externer Anbieter genutzt werden. Die internationalen Erfahrungen zeigen, dass zur Bearbeitung aller Themen des *„Babyfreundlichen Krankenhauses"* eine spezielle theoretische und praktische Weiterbildung von wenigstens 20 Stunden (davon mindestens drei Stunden Praxis) einzuplanen ist. Die 20 Stunden Fortbildung sind eine Empfehlung der WHO/UNICEF-Initiative und gelten grundsätzlich für das gesamte Personal, das Mutter und Kind betreut.

Diese zeitliche Vorgabe kann für die einzelnen Berufsgruppen angepasst werden. Die Fortbildung der Ärzte und bereits ausgebildeter Laktationsberaterinnen kann um die Hälfte reduziert werden, wenn sichergestellt ist, dass alle „Zehn Schritte zum erfolgreichen Stillen" und der „Internationale Kodex zur Vermarktung von Muttermilchersatzprodukten" und die WHO-Folgeresolutionen angesprochen werden. Es sollte jedoch die Chance genutzt werden, berufsgruppenübergreifend gemeinsam zu schulen, weil so die Akzeptanz der Maßnahmen gesteigert werden kann und Vorurteile zwischen den Berufsgruppen abgebaut werden können. Außerdem müssen insbesondere Problembereiche entsprechend den individuellen Bedürfnissen des Krankenhauses diskutiert werden.

Die Schulungen müssen dokumentiert werden. Beim Gutachten muss erkennbar sein, welche Mitarbeiterin mit welchen Inhalten geschult wurde (weitere Informationen zur Fortbildung finden Sie unter www.babyfreundlich.org Bereich Profi-Information).

Die WHO/UNICEF-Initiative spricht keine Empfehlung für Anbieter von Personalschulungen aus. Für die Gutachterinnen ist entscheidend, ob das Personal im Sinne der Empfehlungen von WHO und UNICEF handelt und über das erforderliche Wissen im Stillmanagement verfügt. Die Empfehlung der Nationalen Stillkommission zur „Stillförderung in Krankenhäusern" enthält eine Adressenliste von Ausbildungsinstituten. Dokument zum Download unter:

http://www.bfr.bund.de./cm/207/stillfoerderung_in_krankenhaeusern.pdf

Die Personalschulungen als Vorbereitung auf das Gutachten sollen in einem Zeitraum von höchstens drei Jahren vor dem Gutachtentermin erfolgen. Zwischen zwei Gutachten (Hauptgutachten – Nachgutachten, Nachgutachten – Nachgutachten usw.) muss jedes Teammitglied acht Fortbildungsstunden = Zeitstunden/Jahr vorweisen. Inhaltlich gelten die gleichen Vorgaben wie bei den Schulungen zur Vorbereitung des Gutachtens.

1.7 Qualitätssicherung in „Babyfreundlichen Krankenhäusern"

Nach dem Erstgutachten muss die Qualität der Stillförderung auch langfristig gesichert werden, um die Plakette als glaubhaftes Qualitätssiegel für die werdenden Eltern zu etablieren. Deshalb sind Nachkontrollen notwendig. Basierend auf den WHO/UNICEF-Forderungen und -Ausarbeitungen hat der Verein im Jahre 2002 bundesweit mit den Nachgutachten begonnen. Hierzu erfolgt eine eintägige Visitation durch zwei Gutachterinnen, um erneut die Prozessqualität zu überprüfen. Der Erfolg des Nachgutachtens wird auf der Plakette mit einer Art „TÜV-Stempel" dargestellt und der Termin der nächsten Prüfung ist vermerkt.

Die bereits ausgezeichneten Kliniken bestätigen, dass die erneute Überprüfung wichtig ist. Im Vorfeld haben alle Kliniken die Erfahrung gemacht, dass sich das Team erneut intensiver mit den Maßnahmen auseinandersetzt. Das Nachgutachten trägt zur besseren Identifikation mit den „Zehn Schritten" bei, und das Stillen wird erneut nachhaltig gefördert. Für die Kliniken ergibt sich hier wiederum die Möglichkeit einer besseren Öffentlichkeitsarbeit nach der erfolgreichen Nachprüfung.

Die Mitgliedskrankenhäuser der Initiative haben die Erfahrung gemacht, dass durch das externe Gutachten und die dadurch entstehende Prüfungssituation sowie die nachfolgende feierliche Übergabe des Zertifikats der Teamgeist gestärkt wird. Darüber hinaus ermöglicht das Gutachten eine objektive Selbstkontrolle. Im Gegensatz zu der einfachen, nicht geprüften Umsetzung der „Zehn Schritte zum erfolgreichen Stillen" setzen sich die Mitarbeiterinnen durch die bevorstehende Prüfung nachhaltiger mit dem Prozess auseinander.

1.8 Literatur

Abou-Dakn M, Scheele M, Strecker JR: Stillen als Brustkrebsprävention – eine Übersicht. Zentralbl Gynakol 2003;125(2):48–52.

Abou-Dakn M, Strecker JR: Einflussfaktoren der Entbindungsklinik auf den Stillbeginn. Zentralbl Gynakol 2003;125(10):386–392.

Chen A, Rogan WJ: Breastfeeding and the risk of postneonatal death in the United States. Pediatrics 2004;113(5):e435–439.

Collaborative Group on Hormonal Factors in Breast Cancer: Breast cancer and breastfeeding: collaborative reanalysis of individual data from 47 epidemiological studies in 30 countries, including 50302 women with breast cancer and 96973 women without the disease. Lancet 2002;360(9328):187–195.

Dulon M, Kersting M: Stillen und Säuglingsernährung in Deutschland – die „SuSe"-Studie, in Deutsche Gesellschaft für Ernährung (Hrsg): Ernährungsbericht 2000, Frankfurt a.M. 2000, pp 81–95.

Dulon M, Kersting M, Bender R: Breastfeeding promotion in non-UNICEF-certified hospitals and long-term breastfeeding success in Germany. Acta Paediatr 2003;92(6):653–658.

European Commission Directorate Public Health and Risk Assessment: EU Project on promotion of breastfeeding in Europe:a blueprint of action. Luxemburg, 2004. http://europa.eu.int/comm/health/ph_projects/2002/promotion/promotion_2002_18_en.htm.

Fergusson DM, Woodward LJ: Breastfeeding and later psychological adjustment. Paediatr Perinat Epidemiol 1999;13:144–157.

Hormann E, Nehlsen: Die aktuelle Stillsituation in Deutschland und europaweit; in Siebert W (Hrsg): Stillen – einst und heute. Marseille, München, 1997, pp 7–16.

Ip S, Chung M, Raman G, Chew P, Magula N, DeVine D, Trikalinos T, Lau, J: Breastfeeding and maternal and infant health outcomes in developed countries. Evid Rep Technol Assess (Full Rep). 2007;153:1–186.

Jones G, Steketee RW, Black RE, Bhutta ZA, Morris SS, Bellagio Child Survival Study Group: How many child deaths can we prevent this year? Lancet 2003;362(9377):65–71.

Kohlhuber M, Rebhan B, Schwegler U, Koletzko B, Fromme H: Breastfeeding rates and duration in Germany: a Bavarian cohort study. Br J Nutr 2008;99:1127–32.

Kramer MS, Chalmers B, Hodnett ED, Sevkovskaya Z et al.: Promotion of Breastfeeding Intervention Trial (PROBIT): A randomized trial in the Republic of Belarus. JAMA 2001;285(4):413–420.

Labbok MH: Effects of breastfeeding on the mother. Pediatr Clin North Am 2001;48:143–158.

Lvoff NM, Lvoff V, Klaus MH: Effect of the Baby-Friendly Initiative on infant abandonment in a Russian hospital. Arch Pediatr Adolesc Med 2000;154:474–477.

Moore ER, Anderson GC, Bergmann NB: Early skin-to-skin contact for mothers and their healthy newborn infants. Cochrane Database Syst Rev 2007;3:CD003519.

Perez-Escamilla R: Infant feeding policies in maternity wards and their effect on breastfeeding success: an analytical overview. Am J Public Health 1994;86:832–836.

Schwegler A, Kohlhuber M, Twardella D, Abou-Dakn M, Rebhan B, Fromme H: Einfluss der Stillbedingungen in den ersten Tagen auf die Dauer des ausschließlichen Stillens. Geburts Frauenheilk 2008;68;607–614.

World Health Organization: Promotion of Breastfeeding in Europe. Protection, promotion and support of breastfeeding in Europe: Current situation. 2003, WHO Collaborating Centre for Maternal and Child Health: Trieste.

World Health Organization: Evidence for the ten steps to successful breastfeeding. Geneva; Revised, WHO 1998.

World Health Organization: Innocenti Declararion: On the protection, promotion and support of breastfeeding. WHO/UNICEF-Meeting on breastfeeding in the 1990: A global initiative, WHO, Florenz, Italien.

World Health Organization, UNICEF: International code of marketing of breastmilk substitutes, WHO, Genf, 1981.

Wright A et al.: Changing hospital practices to increase duration of breastfeeding. Pediatrics 1996;97:669–675.

Zetterstrom R: Breastfeeding and infant-mother attachment. Acta Paediatr Suppl 1999;88:1–6.

Andrea Reeck

II Projektmanagement auf dem Weg zum „Babyfreundlichen Krankenhaus"

Dieser Teil des Buches behandelt das operationale Geschäft – also die Arbeit, die auf dem Weg zum *„Babyfreundlichen Krankenhaus"* zu leisten ist – und beschreibt die Schritte und Methoden, um dieses Ziel zu erreichen. Die folgenden Kapitel richten sich in erster Linie an die Person, die diese Arbeit koordiniert. Sie erhalten praktische Hilfestellung bei der Projektgestaltung. Darüber hinaus ist die Lektüre auch für die Mitglieder der Geschäftsführung, des Krankenhausdirektoriums, der Klinikleitungen und -mitarbeiterinnen lohnenswert. Sie erfahren, wie Sie den Prozess unterstützen und Fehler vermeiden können.

Im Wesentlichen unterscheidet sich das Projekt *"Babyfreundliches Krankenhaus"* nicht von anderen Projekten. In diesem Sinne können die folgenden Kapitel auch eine Unterstützung für die Durchführung anderer Projekte im Krankenhaus darstellen. Möglicherweise erscheint Ihnen die Vorgehensweise formalistisch. Wir beschreiben Ihnen einen durch die Fachliteratur gesicherten Weg, der nach unserer Erfahrung den erfolgreichen Abschluss eines Projekts im Krankenhaus ermöglicht. Gewiss führen noch andere Wege nach Rom, aber uns haben diese vermeintlichen „Abkürzungen" immer in die „Wildnis" geführt.

Bewusst wird auf das Verfassen einer wissenschaftlichen Abhandlung verzichtet. Die Ausführungen und Empfehlungen basieren auf Fachwissen, erworben im Studium, in Weiterbildungen und auf langjährigen Erfahrungen im Projektmanagement in deutschen Krankenhäusern. Hier wird der Versuch unternommen, auch Menschen, die bisher noch nie für ein Projekt verantwortlich waren, darin zu unterstützen, diese Aufgabe erfolgreich zu bearbeiten. Wundern Sie sich nicht, dass wir in diesem Kapitel häufig die Form von Checklisten gewählt haben. Sie erhalten dadurch eine Anleitung, die Sie während der gesamten Durchführung des Projekts begleitet. Sie erhalten neben „sachdienlichen Informationen" einen „Koffer voller Tipps" und ein „Erste-Hilfe-Set". So gerüstet wird aus dem Weg zum *„Babyfreundlichen Krankenhaus"* zwar kein Spaziergang; er bleibt eine sportliche Herausforderung, aber eben eine, die auch für Ungeübte zu bewältigen ist und neben der Anstrengung auch Spaß macht und neue Ausblicke eröffnet. **In diesem Sinne: nur Mut!**

2.1 Wir ziehen um! – oder: Was ist eigentlich ein Projekt?

Stellen Sie sich vor, Sie möchten oder müssen mit Ihrer fiktiven Familie (ein viel beschäftigter Mann, ein pubertierender Jugendlicher, ein Kleinkind, ein Dackel) umziehen. Von der Idee bis zur Einweihungsparty steht Ihnen ein arbeitsreicher Weg bevor. Da Sie das letzte Mal als Single umgezogen sind, besitzen Sie jetzt keine Routine im Umziehen mit einer Familie. Darüber hinaus stehen Ihnen nur begrenzte Mittel zur Verfügung. Jede Verzögerung kostet Sie einen Monat mehr doppelter Miete, schlaflose Nächte und Nerven. Gute Planung zahlt sich direkt aus. Der Lichtblick am Horizont: Irgendwann ist diese Aufgabe abgeschlossen.

In diesem kurzen Beispiel sind alle wesentlichen Merkmale eines Projekts enthalten.

Merkmale eines Projekts:
- Die Aufgabe ist **komplex**. Das bedeutet, es sind eine Reihe von verschiedenen, miteinander verbundenen und sich wechselseitig beeinflussenden Teilaufgaben zu bearbeiten.
- **Zeitliche Befristung** – ein Projekt hat immer einen Anfang und ein Ende.
- Begrenzte **Ressourcen** (Geld, Zeit, Nerven)
- Die Aufgabe hat eine gewisse **Einmaligkeit**.
- Bearbeitung im **Team**, häufig interdisziplinär und interprofessionell
- Die Aufgabe birgt gewisse **Risiken**.

Neue Aufgaben können mit Mut und Improvisationstalent angegangen werden. Bei komplexen Aufgaben ist voreiliges Handeln jedoch ineffizient. Komplexität wird durch die Analyse der Zusammenhänge und die Strukturierung der Aufgaben aufgelöst (Graf-Götz und Glatz, 2001; Boy et al, 2002). Mit anderen Worten: es lohnt sich gründlich zu sein. Je früher man damit anfängt, umso weniger Katastrophen werden einen ereilen und umso weniger muss man nacharbeiten. Es zahlt sich direkt aus, ausreichend Zeit in die Planung zu investieren!

Ein wichtiger Hinweis: Die Planung und Einführung aller in Ihrer Einrichtung erforderlichen Elemente des *„Babyfreundlichen Krankenhauses"* bis zur Absolvierung des Gutachtens sind ein typisches Projekt, das mit der erfolgreichen Begutachtung und der Feier seinen Abschluss findet. Die sich daran anschließenden Aufgaben der Aufrechterhaltung und kontinuierlichen Verbesserung sind kein Projekt, denn sie haben kein Ende! An dieser Stelle treten mitunter Missverständnisse beim Projekt- und Qualitätsmanagement auf.

Achtung:
Zeit für Planung und Vorbereitung stößt eigentlich immer auf Kritik von „oben" und „unten" – üben Sie sich in Beharrlichkeit in der Planung! Sie müssen es später ausbaden, wenn Sie sich in der Planung hetzen lassen. Ein wunderbares Zitat von Julia Bellabarba verdeutlicht dies:
„Nimmt man ein befruchtetes Ei und wärmt es 30 Tage lang bei konstanter Temperatur, wird aus dem Ei ein lebendiges Küken schlüpfen. Man kann auch versuchen, den Prozess zu verkürzen, indem man die Temperatur erhöht: Man lässt das Ei 10 Minuten kochen – erhält dann allerdings ein hartgekochtes Ei" (Bellabarba, 1996).

Klassische Projektphasen
Die Methode des Projektmanagements unterstützt Sie darin, komplexe Aufgaben zu strukturieren. Hiernach durchlaufen Projekte bestimmte „Lebensphasen":

- **Definitionsphase** (Wer sind wir und was wollen wir eigentlich konkret?)
- **Planungsphase** (Wie genau, wann genau, wer genau)
- **Durchführungsphase** (Aufgaben abarbeiten)
- **Projektabschluss** (Aufgabe abschließen, übergeben, sich verabschieden)

Alle Phasen sind durch besondere Ziele, Aufgaben, Beteiligte, Ergebnisse und „Fallstricke" gekennzeichnet, auf die in den entsprechenden Kapiteln näher eingegangen wird.

2.2 Die zentralen Funktionen im Projektmanagement: Leitung, Moderation, Ergebnissicherung

Im folgenden Unterkapitel erhalten Sie eine Übersicht, welche Funktionen bei der Einführung des Qualitätsmanagement-Systems *„Babyfreundliches Krankenhaus"* erfüllt werden müssen, wer am besten diese Funktionen übernimmt und welche Aufgaben dazugehören.

2.2.1 Die Projektleiterin – hier laufen alle Fäden zusammen

Sind Sie die Projektleiterin? Wie sind Sie es geworden? Im besten Falle freiwillig, vielleicht sind Sie überzeugt worden, dass Sie die geeignetste Person für diese Aufgabe sind, vielleicht waren Sie auch einfach nicht rechtzeitig „auf dem Baum". Jetzt sind Sie die Projektleiterin und stehen vielleicht vor der Frage, wie mache ich das eigentlich, was wird von mir erwartet, schaffe ich das? Dieses Buch wird Ihnen weiterhelfen, auch wenn Sie noch niemals zuvor ein Projekt geleitet haben.

Welche inneren Haltungen und Fertigkeiten sollten Sie als Projektleiterin mitbringen?
- Freude an der gemeinsamen Arbeit mit den unterschiedlichsten Menschen, mit allen Höhen und Tiefen, die das mit sich bringt. Projekte werden auf der menschlichen, nicht auf der fachlichen Ebene entschieden!
- gute kommunikative Fähigkeiten
- Mut
- Fähigkeit zum strukturierten Denken und Handeln
- Reflexionsfähigkeit/Lernfähigkeit aus Erfolgen und Erfahrungen
- Fähigkeit, Unterstützung zu organisieren und anzunehmen
- Fähigkeit, etwas zum Abschluss zu bringen
- Freude an „klaren Verhältnissen"
- Grundkenntnisse am PC (Word, Internet, interne und externe Mailprogramme)

Alles andere können Sie lernen!

Aufgaben der Projektleiterin:
- Vorbereitung, Planung, Durchführung und Abschluss des Projekts „Babyfreundliches Krankenhaus" werden in Kooperation mit der obersten Leitung, der Lenkungsgruppe, dem Qualitätszirkel und den anderen Stillbeauftragten
- Sorge tragen dafür, dass „alle im Boot sind und bleiben"
- Überblick behalten
- Steuern und gegensteuern, auch wenn der „Wind plötzlich dreht" oder „Flaute herrscht"
- Wenn das Projekt nach der Einführung/Erlangung der Plakette zu Ende geht, wird sie durch die Projektleiterin in den Routinebetrieb überführt und kontinuierlich verbessert.

Die genauen Aufgaben der Projektleiterin werden in den einzelnen Projektphasen (siehe Kapitel 2.4, S. 40) ausführlich erläutert. Zu Beginn möchte ich Ihnen einige **grundsätzliche Empfehlungen** mit auf den Weg geben:
1. Sorgen Sie gut für sich selbst – am Ende ist es immer eine Frage „der Kondition"!
2. Suchen und Nutzen Sie aktiv alle Unterstützungsmöglichkeiten, die sich Ihnen bieten! (In den Bereichen EDV, Qualitätsmanagement, Schreibunterstützung, innerbetriebliche Fortbildung, etc.)
3. Zögern Sie nicht, den Kurs zu ändern, wenn Sie merken, dass Sie auf eine „Klippe zusteuern"!
4. Niemand ist bisher als Projektmanagerin geboren worden; alle haben einmal angefangen und alle Menschen machen Fehler – reden Sie darüber!
5. Freuen Sie sich an Ihren Erfolgen und lernen Sie aus Ihren Erfahrungen!
6. Sorgen Sie gut für sich! Da Mitarbeiterinnen in sozialen Berufen darin häufig nicht gut sind, wird diese Empfehlung noch mehrfach wiederholt werden!

2.2.2 Moderation

Keinesfalls ist die Projektleiterin zwingend die Moderatorin – aber in der Realität sind diese beiden Funktionen häufig verknüpft. Daher sollen an dieser Stelle einige Grundsätze der Moderation erläutert werden. In Buchläden finden Sie „mehrere Meter" Fachliteratur zu diesem Thema. Fast alle sind hilfreich. In Fortbildungen kann man Moderation und Präsentation erlernen und üben. Die Teilnahme an einem solchen

Workshop ist sehr zu empfehlen (auch für „alte Hasen"). Trotzdem ist es mit dem Moderieren wie mit dem Reanimieren – man kann es nicht an der Tafel, sondern nur im Tun wirklich erlernen.

Aufgaben der Moderatorin:
- Sie helfen einer Gruppe, in der zur Verfügung stehenden Zeit zu einem guten Arbeitsergebnis zu kommen.
- Sie schaffen die Voraussetzungen, damit die Gruppe arbeitsfähig ist und bleibt.
- Sie sind wie ein guter Hirtenhund: Sie versuchen alle beieinanderzuhalten.
- Sie schaffen eine vertrauensvolle, wertschätzende und konstruktive Arbeitsatmosphäre.
- Sie sind **nicht** für das Arbeitsergebnis verantwortlich – das ist die gesamte Gruppe.
- Sie sind **nicht** für die Lösung aller Probleme zuständig – Projektarbeit ist Teamarbeit!

Hilfsmittel und Empfehlungen für die Moderation
Ihr wichtigstes Werkzeug ist Ihre positive innere Haltung zum Projekt und zu den Projektmitgliedern – seien Sie authentisch! **Visualisieren** Sie außerdem möglichst viele Arbeitsschritte und -ergebnisse! Denn Hören und Lesen erleichtert die Mitarbeit, hilft Missverständnisse zu vermeiden und vereinfacht das Protokollieren. Als Minimalausstattung sollten Sie sich ein Flipchart und dicke Filzstifte in verschiedenen Farben besorgen. Zum Aufhängen wichtiger Flipchartpapiere können Sie Kreppband oder Magnetleisten benutzen.

Falls Sie Mühe mit der Orthografie haben, lassen Sie jemand anderen schreiben!

Für die Orientierung ist es hilfreich, wenn die geplante Tagesordnung, das Datum und die geplante Sitzungszeit als Flipchart zur Begrüßung vorbereitet werden. Andere Visualisierungsmöglichkeiten sind Plakate, Metaplanwände und Karteikarten.
Bauen Sie **spielerische Elemente** in die Moderation ein! In der Fachliteratur finden Sie dazu vielfältige Möglichkeiten. Insbesondere bei der ersten Sitzung einer neugegründeten Arbeitsgruppe sollten Sie ausreichend Zeit für das Kennenlernen der Mitglieder einplanen.

Vereinbaren Sie **"Spielregeln"** für die gemeinsame Arbeit und schreiben Sie diese auf. Nehmen Sie sich **Zeit für die Vor- und Nachbereitung** – planen Sie diese ein und sprechen Sie auch mit Ihren Auftraggebern über diese Zeiten.

Eine gute Moderation wirkt häufig spielerisch einfach – ist aber harte Arbeit! Anzusiedeln irgendwo zwischen dem „Wagenrennen bei Ben Hur" und dem „Lösen des Gordischen Knotens". Aber es macht auch richtig Spaß!

Trennen Sie Ihre Rolle als Moderatorin von der als Mitglied der Arbeitsgruppe! Setzen Sie sich z. B. hin, wenn Sie einen Redebeitrag als Mitglied geben möchten.

2.2.3 Ergebnissicherung – oder: „Wer schreibt, der bleibt"!

Protokolle sind ein lästiges, aber notwendiges Thema. Alle wollen eins haben, aber niemand möchte es schreiben. Protokolle haben vielfältige Vorteile: Sie sichern die Ergebnisse der Sitzungen, erinnern an zu bearbeitende Aufgaben, helfen, den Überblick zu behalten und Missverständnisse zu vermeiden.

Schaffen Sie sich mit Ihren Mitgliedern möglichst **klare, einfache Regeln**, wie Protokolle anzufertigen sind! An dieser Stelle nenne ich Ihnen beispielhaft meine eigenen Regeln:

- Ich schreibe Protokolle **direkt im Anschluss an eine Sitzung** (jede Verschiebung um einen Tag kostet mich 50 % mehr Zeit und verschlechtert die Qualität des Protokolls).
- Kein Protokoll ist länger als eine Seite (mehr wird nicht gelesen und diese Vorgehensweise zwingt einen zum prägnanten Formulieren).
- Falls erforderlich, verfasse ich Anhänge zum Protokoll (z. B. einen Maßnahmenplan).
- Der Protokollverteiler ist festgelegt.
- Wenn möglich, nutze ich ausschließlich den elektronischen Versand per E-Mail.
- Protokolle sind klar strukturiert, orientieren sich an der Tagesordnung und sind in der Regel Ergebnisprotokolle (siehe Musterprotokoll im Anhang).

Die Sicherung der Ergebnisse kann auch durch andere Medien erfolgen. Beispielsweise können Sie die Flipchartpapiere der Sitzung abfotografieren.

Außerordentlich hilfreich ist die Erstellung eines **Maßnahmen- oder Aktionsplans** (siehe Abb. 1). Nach der abschließenden Diskussion eines Themas ist das nächste Problem, dass die daraus folgenden Maßnahmen nicht „vom Himmel fallen". Ein Maßnahmenplan hilft Ihnen und der Gruppe den Überblick zu behalten.

Abbildung 1. Maßnahmen- oder Aktionsplan

Was?	Wer?	Wann/bis wann?	Wie?	Status

2.3 Ebenen und Gremien im „Babyfreundlichen Krankenhaus"

Für die erfolgreiche Bearbeitung eines Projekts ist es unerlässlich, die Strukturen Ihrer Einrichtung zu kennen und bei den sich bildenden Gremien darauf zu achten, dass die richtigen Entscheidungsebenen berücksichtigt sind. Deutsche Krankenhäuser sind in vielen Fällen stark hierarchische Gebilde mit „abgegrenzten Fürstentümern" und „gut bewachten Grenzen". Projekte ermöglichen die Überwindung scheinbar uneinnehmbarer „Festungen", hierin liegt ein Erfolgsfaktor. Die folgenden Ausführungen sind stets auf die Gegebenheiten Ihrer Einrichtung anzupassen.

Im Folgenden werden alle Gremien, die an der Einführung des Qualitätsmanagement-Systems *„Babyfreundliches Krankenhaus"* beteiligt sind, näher vorgestellt (für eine Übersicht siehe Abb. 2). Neben der Beteiligung der obersten Leitung des Krankenhauses ist die Einrichtung einer Lenkungs- oder Steuerungsgruppe, eines Qualitätszirkels und ein regelmäßiges Treffen der Stillbeauftragten sinnvoll.

Abbildung 2. Ebenen und Gremien auf dem Weg zum Babyfreundlichen Krankenhaus

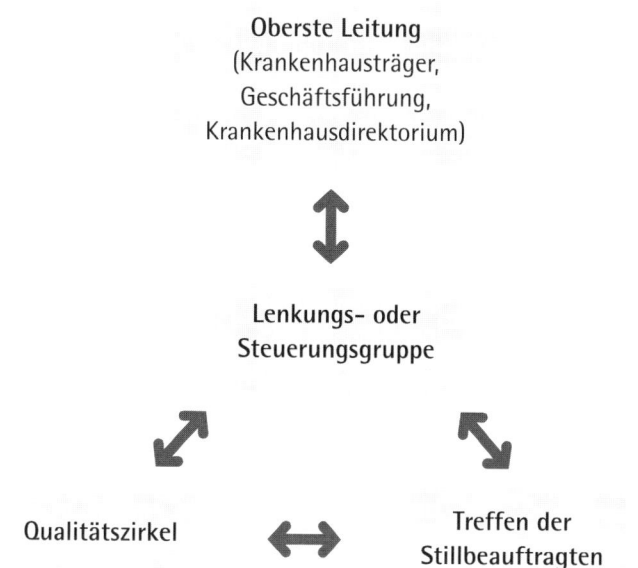

2.3.1 Die oberste Leitung

Die oberste Leitung eines Krankenhauses kann der Träger, die Geschäftsführung oder ein Krankenhausdirektorium sein. Hier liegt die Verantwortung für die Führung und Steuerung aller Geschicke der gesamten Einrichtung.

Aufgaben der obersten Leitung bezüglich des *„Babyfreundlichen Krankenhauses"*:
- Die oberste Leitung trifft und trägt die Entscheidung, das Qualitätsmanagement System *„Babyfreundliches Krankenhaus"* einzuführen, aufrechtzuerhalten und ständig zu verbessern.
- Sie informiert die Einrichtung über diese Entscheidung.
- Sie stellt die erforderlichen Ressourcen (z. B. Zeit, Geld, Material und Personal) bereit.
- Sie trifft die Entscheidungen zu Form und Umfang der Öffentlichkeitsarbeit.
- Sie beauftragt die verantwortlichen Personen.

Insbesondere die vierte Aufgabe, also die Entscheidungen zu Form und Umfang der Öffentlichkeitsarbeit, kann delegiert werden. In der Regel wird selten die gesamte oberste Leitung in alle Prozesse auf dem Weg zum *„Babyfreundlichen Krankenhaus"* involviert sein. Aber es muss sichergestellt werden, dass mindestens ein Mitglied der obersten Leitung durch die Projektleiterin kontinuierlich informiert wird.

2.3.2 Die Lenkungsgruppe

Die Lenkungsgruppe (LG) oder auch Steuerungsgruppe ist die zweite hierarchische Ebene des *„Babyfreundlichen Krankenhauses"*. Diese Gruppe wird gezielt für das Projekt gebildet. Nach der Beendigung des Projekts, d.h. nach der Einführung der Plakette, bleibt die Gruppe dauerhaft bestehen, um das Qualitätsmanagement-System *„Babyfreundliches Krankenhaus"* aufrechtzuerhalten und kontinuierlich zu verbessern. Allerdings ist die Häufigkeit der Treffen den neuen Erfordernissen anzupassen.

Aufgaben der LG:
- Sie trifft Entscheidungen, lenkt und steuert.
- Sie stellt Ressourcen bereit.
- Sie klärt offene Fragen, die dieser Hierarchieebene bedürfen (z .B. Freigabe von Dokumenten, Öffentlichkeitsarbeit, Schulungsumfang und -zeiten).
- Sie arbeitet mit dem Qualitätszirkel zusammen und bewertet ihre Ergebnisse.
- Sie unterstützt die Einführung, Aufrechterhaltung und kontinuierliche Verbesserung des Qualitätssystems *„Babyfreundliches Krankenhaus"*.

Mögliche Zusammensetzung der LG (abhängig von den Gegebenheiten Ihrer Einrichtung):
- Leitende Ärztin der Klinik für Gynäkologie und Geburtshilfe
- Leitende Ärztin der Kinderklinik (wenn vorhanden)
- Leitende Hebamme
- Leitende Abteilungspflegende (wenn vorhanden)
- Leitende Pflegende der Wochenbettstation
- Leitende Pflegende der Neonatologie
- Projektleiterin des *„Babyfreundlichen Krankenhauses"*
- Moderatorin, wenn kein Mitglied die Moderation übernimmt

Häufigkeit der Treffen:
Die Frequenz der Sitzungen hängt stark vom Tempo des Projekts ab. Hier lässt sich kaum eine allgemeingültige Regel aufstellen. Treffen der LG sind nur erforderlich, wenn es etwas mitzuteilen und entscheiden oder zu beraten gibt. Gleichzeitig ist es außerordentlich schwierig, ad hoc Termine mit einer LG zu vereinbaren, daher ist es ratsam, sich in der Gruppe auf Termine zu verständigen (bspw. alle 2 Monate für 1 Stunde) und eher ein Treffen abzusagen, wenn es keine zu bearbeitenden Themen gibt.

Arbeitsform der LG:
Arbeitsgruppen sind kostenintensiv! Wenn acht Personen mit einem angenommenen Bruttostundensatz von 30,- Euro für eine Stunde zusammenkommen, kostet das 240,- Euro; bei höheren Gehaltsstufen oder längeren Sitzungszeiten entsprechend mehr. Bei ineffektiven Sitzungen ist es schade um das verlorene Geld, auch der volkswirtschaftliche Schaden summiert sich erheblich. Der größte Schaden entsteht meines Erachtens durch die Demotivation der Teilnehmerinnen und Teilnehmer. Größter Demotivationsfaktor sind Sitzungen ohne Ziel und Ergebnisse! Für die Teilnahme an Lenkungsgruppensitzungen sollte von Vertretungsregelungen Abstand genommen werden, da dies den Prozess erheblich verlängert. Sollte jemand verhindert sein, entscheidet die Moderatorin, ob das Treffen trotzdem stattfinden kann, ausfällt oder ein neuer Termin gefunden werden muss.

LG-Sitzungen benötigen:
- eine festgelegte Moderation (Wer moderiert?) – Die Moderation kann durch ein Mitglied der LG oder eine andere Person der Einrichtung erfolgen. Fehlende Moderation ist der Anfang einer ineffektiven Sitzung.
- Vorbereitung (Anhaltswert: 1,5 h [Planung: Was ist zu tun, Einladung mit geplanter Tagesordnung verfassen und versenden, Organisation von Raum, Medien und Getränken, Erstellung und Kopie von Tischvorlagen, Vorbereiten der Teilnehmerliste])
- Durchführung (siehe Mustertagesordnung in Tabelle 2)
- Nachbereitung (Anhaltswert: 1,5 h [Protokoll, Aufgaben abarbeiten])

Tabelle 2. Mustertagesordnung für LG-Sitzungen

Thema	Zuständige Person	Geplante Dauer (min)
Begrüßung und Abstimmung des Programms	Moderatorin	2
Abstimmung des Protokolls der letzten Sitzung	Moderatorin	2
Bericht vom Stand des Projekts	Projektleiterin	15
Diskussion und Entscheidung zum Thema A	gesamte Gruppe	10
Diskussion und Entscheidung zum Thema B	gesamte Gruppe	10
Beschluss über das weitere Vorgehen	gesamte Gruppe	10
Falls erforderlich, weitere Terminabstimmung	gesamte Gruppe	
Zusammenfassung der Ergebnisse, Dank, Verabschiedung	Moderatorin	5

Merkmale einer erfolgreichen LG-Sitzung:
- Alle sind zum Stand des Projekts auf dem Laufenden.
- Ergebnisse wurden erreicht, d.h. Entscheidungen sind getroffen, offene Fragen sind geklärt.
- Alle Beteiligten wissen, wie es weitergeht und wer was bis wann zu tun hat.
- Ergebnisse sind festgehalten (Ergebnisprotokoll).

Pleiten, Pech und Pannen im Zusammenhang mit der LG:
- Teilnehmerinnen kommen gar nicht oder stark verspätet.
- Teilnehmerinnen sagen gehäuft ab.
- Teilnehmerinnen vermeiden Beschlüsse.
- Teilnehmerinnen lassen sich nicht moderieren.

Erste Hilfe:
- Spielregeln aufstellen bzw. mit der Gruppe überprüfen.
- Kosten für verspätete Sitzungszeiten verdeutlichen.
- Überprüfen: Sind noch alle Teilnehmerinnen „im Boot"?

- Überprüfen: Werden die Treffen von den Teilnehmerinnen als sinnvoll erachtet? Hinweis: Leitende lieben es, Entscheidungen zu treffen, reine Information kann auch auf anderen Wegen mitgeteilt werden.
- In hartnäckigen Fällen kann eine externe Moderation sinnvoll sein.

2.3.3 Der Qualitätszirkel / Die Projektgruppe

Projekte werden, wie oben bereits erläutert, im Team bearbeitet. Klassischer Weise wäre das eine Projektgruppe. Da das *„Babyfreundliche Krankenhaus"* nach der Einführung in den Routinebetrieb übergeht und eine Umbenennung Verwirrung stiftet, ist es sinnvoll, direkt einen Qualitätszirkel (QZ) zu gründen. Ein QZ ist ein weitgehend hierarchiefreier Raum, in dem alles gedacht und in angemessener Form auch gesagt werden kann und soll.

Die Aufgaben der QZ:
- Bearbeitung der Aufgaben (Arbeitspakete), z. B. Erarbeitung fehlender Dokumente
- Bewertung der vorhandenen Dokumente
- Abstimmung der Vorgehensweise
- Unterstützung bei der Einführung, Aufrechterhaltung und kontinuierlichen Verbesserung
- Qualitätszirkel sind das Ohr an der Basis und die Stimme der täglichen Arbeit. Ideen und Veränderungen werden hier auch auf ihre Umsetzbarkeit geprüft, bzw. auf die Entwicklung der unterstützenden Maßnahmen.

Mögliche Zusammensetzung der QZ nach Profession (abhängig von den Gegebenheiten der Einrichtung):
- 1 Assistenzärztin der Klinik für Gynäkologie und Geburtshilfe
- 1 Assistenzärztin der Kinderklinik (wenn vorhanden)
- 1 Hebamme
- 1 Pflegende der Wochenbettstation
- 1 Pflegende der Neugeborenenintensivstation (wenn vorhanden)
- 1 Stillbeauftragte
- Projektleiterin
- Ggf. Moderatorin

Zusammensetzung des QZ nach Eignung:
In der Lenkungsgruppe haben Sie keine Wahlmöglichkeiten bei der Zusammensetzung der Gruppe, Sie leben mit Ihren Vorgesetzten. Die Auswahl der Mitglieder des QZ sollte handverlesen erfolgen. Idealerweise durch die Projektleiterin. Daher nennen wir Ihnen an dieser Stelle **einige Auswahlkriterien**:

- freiwillige Teilnahme
- verbindliche Teilnahme, Ausdauer
- „zwei Prisen" Mut, „zwei Prisen" Selbstbewusstsein, „1 EL" Kreativität, „1 l" Geduld, Humor und Durchhaltevermögen
- Bereitschaft, sich zu engagieren und zu lernen
- Fähigkeit zur Kooperation, Kommunikation und zum Umgang mit Konflikten
- Wunsch nach und Bereitschaft zur Veränderung
- Kenntnisse über die Gegebenheiten der Einrichtung
- mindestens einige Mitglieder sollten Grundkenntnisse im Umgang mit elektronischen Medien besitzen (Textverarbeitung, Internet, interne und externe Mailprogramme)

Auf die richtige Mischung kommt es an. QZ sind heterogen und gerade deshalb erfolgreich. Ein QZ, der aus acht lieben, netten, freundlichen Menschen besteht, die nichts lieber möchten, als dass alles so bleibt, wie es schon immer war, ist Ihrem Projekt nicht förderlich. Nehmen Sie sich Zeit zum Nachdenken, welche Eigenschaften die Mitglieder in Ihrer Einrichtung benötigen, um die Ziele zu erreichen. Haben Sie keine Angst vor einer „Rebellin". Sie ist das „Salz in der Suppe". Sie „bürstet Vorschläge so lange gegen den Strich, bis wirklich kein Floh mehr drin steckt." Eine „Bewahrerin" in der Gruppe schützt vor zu großen Höhenflügen, eine „Fürsorgliche" tut einer Gruppe gut, eine „Ängstliche" schützt vor Veränderungschaos, ein „Paradiesvogel" sorgt für Kreativität. Die aufmerksame Leserin erkennt hier vielleicht die „Ich-Zustände" der Transaktionsanalyse (Harris): Ein ausgesprochen hilfreiches Kommunikationsmodell. Wie bereits erwähnt, auf die richtige Mischung kommt es an.

Die optimale Arbeitsgröße beträgt 5–8 Personen, keinesfalls sollten mehr als 10 Personen im QZ vertreten sein. Auch hier sollte die Teilnahme nicht vertreten werden können, da die Verantwortlichkeit im gleichen Maße abnimmt. Bei längerer Abwesenheit oder Arbeitsplatzwechsel sollte die Position (z. B. die Hebamme) ersetzt werden.

Häufigkeit der Treffen:

Die Frequenz der Sitzungen hängt auch hier vom Zeitplan des Projekts, aber auch vom Umfang der zu bearbeitenden Aufgaben und den von den Leitungen zur Verfügung gestellten Ressourcen ab. Sinnvoll könnten Treffen alle 2 Wochen für 2 Stunden sein. Zu beachten ist, dass nicht alle Aufgaben in der Gruppe zu bearbeiten sind. Zeitweise kann das arbeitsteilige Vorgehen mit der anschließenden Abstimmung im QZ der effektivste Weg sein. Auch diese Zeitressourcen sind in der Planung zu berücksichtigen.

Arbeitsform des QZ:

QZ-Sitzungen benötigen:

- festgelegte Moderation (wer moderiert?) – Die Moderation kann durch die Projektleiterin, ein anderes Mitglied des QZ oder eine Person der Einrichtung erfolgen. Fehlende Moderation ist der Anfang einer ineffektiven Sitzung.
- Vorbereitung (Anhaltswert: 1,5 h [Planung: Was ist zu tun, Einladung mit geplanter Tagesordnung verfassen und versenden, Organisation von Raum, Medien und Getränken, Erstellung und Kopie von Tischvorlagen, Vorbereitung der Teilnehmerlisten])
- Durchführung (siehe Mustertagesordnung in Tabelle 3)
- Nachbereitung (Anhaltswert: 1–3 h [Protokoll, Aufgaben abarbeiten])
- gemeinsame Spielregeln der Zusammenarbeit (z. B. pünktlicher Beginn, Kommunikationsregeln, Umgang mit Verhinderung, Ergebnissicherung)

Tabelle 3. Mustertagesordnung für QZ-Treffen

Thema	Zuständige Person	Geplante Dauer (min)
Begrüßung und Abstimmung des Programms	Moderatorin / ganze Gruppe	2
Abstimmung des Protokolls der letzten Sitzung	gesamte Gruppe	2
Bericht vom Stand des Projekts	Projektleiterin	10
Weiterarbeit am Thema A	gesamte Gruppe	60
Beschluss über das weitere Vorgehen	gesamte Gruppe	10
Falls erforderlich, weitere Terminabstimmung	gesamte Gruppe	
Zusammenfassung der Ergebnisse, Dank, Verabschiedung	Moderatorin	5

Merkmale eines erfolgreichen QZ-Treffens:
- Alle sind zum Stand des Projekts auf dem Laufenden.
- Die Ergebnisse wurden erzielt.
- Alle Beteiligten wissen, wie es weitergeht und wer was bis wann zu tun hat.
- Die Ergebnisse wurden festgehalten (meist ein Ergebnisprotokoll).

Pleiten, Pech und Pannen im Zusammenhang mit dem QZ:
- Teilnehmerinnen kommen gar nicht oder stark verspätet.
- Teilnehmerinnen sagen gehäuft ab.
- Teilnehmerinnen haben Ihre Aufgaben nicht erledigt.

Erste Hilfe für die Moderatorin:
- Spielregeln aufstellen bzw. mit der Gruppe überprüfen.
- Kosten für verspätete Sitzungszeiten verdeutlichen.
- Überprüfen: Sind noch alle Teilnehmerinnen „im Boot"?
- Holen sie „verlorene Schafe" wieder ins Boot.
- Nutzen Sie Gelegenheiten zu Einzelgesprächen.
- Ermutigung ist das wirksamste pädagogische Prinzip!

2.3.4 Treffen der Stillbeauftragten

In vielen *„Babyfreundlichen Krankenhäusern"* und solchen, die es werden möchten, gibt es Stillbeauftragte. Das sind Mitarbeiterinnen, die sich in besonderem Maße der Unterstützung des Stillens verschrieben haben, für diese Tätigkeit ausgebildet oder angeleitet und von den zuständigen Leitungsebenen dafür benannt wurden. Sinnvoll ist eine schriftlich fixierte Aufgabenbeschreibung (siehe Stellenbeschreibung im Anhang) sowie ggf. die Festlegung der Ressourcen (zeitlicher Umfang). Stillbeauftragte sind in der Regel im Kreißsaal, auf der geburtshilflichen Station und – wenn vorhanden – in der Kinderklinik benannt.

Aufgaben der Stillbeauftragten:
- Stillbeauftragte leisten im direkten Kontakt mit den Familien Stillberatung und -unterstützung.
- Sie leiten und unterstützen Mitarbeiterinnen in ihrem Arbeitsbereich.
- Sie haben ebenfalls das „Ohr direkt an der Praxis". Sie wissen, was gut läuft und wo es schwierig ist.

- Sie unterstützen das Projekt „*Babyfreundliches Krankenhaus*" bei der Einführung, der Aufrechterhaltung und der kontinuierlichen Verbesserung.

Häufigkeit der Treffen:
Die Frequenz der Sitzungen hängt vom Projekttempo und von den bereitgestellten Ressourcen ab. Bewährt haben sich in der Erarbeitungs- und Einführungsphase monatliche Treffen für eine Stunde. In der Phase der Aufrechterhaltung und kontinuierlichen Verbesserung sind vier Treffen im Jahr ausreichend.

Arbeitsform:
Treffen der Stillbeauftragten benötigen:
- Festgelegte Moderation (Wer moderiert?)
- Vorbereitung (Anhaltswert: 1,5 h [Planung: Was ist zu tun, Einladung mit geplanter Tagesordnung verfassen und versenden, Organisation von Raum, Medien und Getränken, Erstellung und Kopie von Tischvorlagen, Vorbereitung der Teilnehmerlisten])
- Durchführung (siehe Mustertagesordnung in Tab. 4)
- Nachbereitung (Anhaltswert: 1 h [Protokoll, Aufgaben abarbeiten])

Tabelle 4. Mustertagesordnung für Sitzungen der Stillbeauftragten

Thema	Zuständige Person	Geplante Dauer (min)
Begrüßung und Abstimmung der Themen	Moderatorin / gesamte Gruppe	2
Abstimmung des Protokolls der letzten Sitzung	gesamte Gruppe	2
Bericht vom Stand des Projekts, ggf. Neuerungen	Projektleiterin	10
Erfahrungsaustausch	gesamte Gruppe	
Falls erforderlich, weitere Terminabstimmung	gesamte Gruppe	
Zusammenfassung der Ergebnisse, Dank und Verabschiedung	Moderatorin	5

Pleiten, Pech und Pannen im Zusammenhang mit den Stillbeauftragten:
- Schichtdienst verhindert die Teilnahme
- Arbeitsplatzwechsel
- Teilnehmerinnen untertreiben oder übertreiben in ihren Praxisberichten.

Erste Hilfe für die Moderatorin:
- Spielregeln aufstellen bzw. mit der Gruppe überprüfen.
- Überprüfen: Sind noch alle Teilnehmerinnen „im Boot"?
- Ggf. Gespräch mit den Leitungsebenen über die Bereitstellung der zeitlichen Ressourcen

2.4 Die verschiedenen Projektphasen im Gutachtenprozess

Nachdem die zentralen Funktionen und die erforderlichen Gremien für die Einführung des Qualitätsmanagement-Systems „Babyfreundliches Krankenhaus" vorgestellt worden sind, werden in diesem Unterkapitel die einzelnen Projektphasen auf dem Weg dorthin näher beschrieben. Diese Projektphasen laufen nicht immer chronologisch ab. Einige Phasen zeigen häufig fließende Übergänge.

In diesem Unterkapitel beschreiben wir auch die Durchführung von Informationsveranstaltungen, obwohl sie an sich natürlich keine Projektphasen darstellen. Ihre Bedeutung für das Gelingen von Projekten ist jedoch so groß, dass ihnen ein eigener Abschnitt (2.4.2) gewidmet wird.

2.4.1 Von der Idee zum Projektauftrag

Wenn die Idee formuliert worden ist, dass das Haus die Auszeichnung „Babyfreundliches Krankenhaus" erlangen soll, ist es sinnvoll, sich zunächst einmal einen Überblick darüber zu verschaffen, welche internen Erwartungen mit der „Babyfreundlichkeit" verknüpft werden und was die Anforderungen sind. In dieser Phase werden die Verantwortlichkeiten festgelegt und Absprachen zur Projektgestaltung getroffen.

Ziele dieser Phase

Ziel 1: Die internen Erwartungen und die internen und externen Anforderungen sind erhoben.

Ziel 2: Verantwortlichkeiten (Auftraggeberin, Projektleiterin, Ideen zu Mitgliedern des QZ, weitere Ansprechpartnerinnen) sind benannt und Ressourcen sind festgelegt.

Ziel 3: Es existiert eine erste grobe Zeitplanung und erste Absprachen zur Projektgestaltung (LG, QZ, Informationsveranstaltungen, usw.) sind getroffen.

Ziel 4: Die erste Meilensteinplanung (welche großen Aufgaben sind wann erledigt?) und die ersten Arbeitspakete sind festgelegt.

Exkurs: Meilensteinplanung auf dem Weg zum *„Babyfreundlichen Krankenhaus"*

Meilensteinplanungen sind ein typisches Element des Projektmanagements. Ein Meilenstein bezeichnet einen Zeitpunkt im Projektverlauf, an dem besonders wichtige Ergebnisse erreicht oder Aufgabenpakete abgearbeitet sind und nun neue Aufgaben folgen. Sie sind immer ein guter Zeitpunkt für eine Zwischenbilanz, für Rückblick und Ausblick. Bei jedem mir bekannten Projekt wurde die Meilensteinplanung im Laufe des Projekts angepasst. Auf dem Weg zum *„Babyfreundlichen Krankenhaus"* gibt es folgende typische Meilensteine:

- Entscheidung, ein *„Babyfreundliches Krankenhaus"* zu werden
- Abschluss des Projektauftrags
- Projektstart, häufig gekennzeichnet durch die 1. Informationsveranstaltung für die Mitarbeiterinnen
- Alle Gremien haben sich formiert und das erste Mal getroffen.
- IST/SOLL-Abgleich (Gegenüberstellung von Vorhandenem und Gefordertem)
- Alle erforderlichen Dokumente sind erstellt, abgestimmt, freigegeben und veröffentlicht.
- Mitarbeiterinnen sind geschult.
- Einreichung aller Unterlagen für das Gutachten
- Ggf. Vorgutachten
- Gutachten ist absolviert.
- Übergabe der Plakette
- Feier für und mit den Mitarbeiterinnen
- Projektabschluss (Projektbericht an den/die Auftraggeber)

Aufgaben in dieser Phase:
- Fragen, fragen, fragen und immer mitschreiben. Wer will was, wie, wann und warum? Insbesondere Ihre Auftraggeberinnen (leitende Gynäkologin, Pflegedirektorin, pflegerische Abteilungsleiterin, etc.) sollten Sie eifrig befragen und die Ergebnisse protokollieren.
- Literatur- und Internetrecherche
- Sorgen Sie gut vor. Diese Phase ist die einzige, in der Sie ungestraft sagen können und müssen, was sie benötigen. Bei allen späteren Forderungen sind Sie die Bittstellerin.

Ergebnisse dieser Phase:
- unterschriebener Projektauftrag – ggf. 1. Projektauftrag mit Teilergebnissen und Folgeaufträgen (siehe Muster-Projektauftrag im Anhang)
- Gründungstermin und Zusammensetzung der Lenkungsgruppe ist festgelegt.
- Gründungstermin und Zusammensetzung des Qualitätszirkels ist festgelegt.

Pleiten, Pech und Pannen in dieser Phase:
- Tiefstapeln – ein großes Unglück, wenn es zu spät erkannt wird: Ihre Auftraggeberin erklärt Ihnen, dass das alles gar nicht so viel Arbeit sei, viele Anforderungen seien schon erfüllt. Eigentlich ist das Projekt schon so gut wie fertig. Glauben Sie nichts, wovon Sie sich nicht persönlich überzeugt haben!
- Mangelnde Ressourcen: Eigentlich soll alles in 2 Monaten fertig sein, aber leider kann niemand für die Arbeit im QZ freigestellt werden. Vorsicht, hier lauert ein Minenfeld! Sollten Sie gerade Ihr erstes Projekt leiten, lassen Sie sich von erfahrenen Projektleiterinnen beraten.
- Suchen Sie die Mitglieder des Qualitätszirkels handverlesen aus (siehe Kapitel 2.3.3, S. 35)! Wählen Sie die geeigneten Kolleginnen weitgehend selbstständig aus und versuchen Sie diese für die Mitarbeit zu gewinnen.

Erste Hilfe für die Projektleiterin:
- Vereinbaren Sie regelmäßige mündliche Zwischenberichte mit Ihren Auftraggeberinnen und steuern Sie damit Ihr Projekt!
- Kaum ein Projekt ist in dieser Phase vollständig zu überblicken und zeitlich korrekt zu planen.

- Planen Sie für Unvorhergesehenes 30% mehr Zeit ein – diese Zeit wird immer gebraucht.

2.4.2 Weitergabe der Informationen

In diesem Schritt muss einerseits dafür gesorgt werden, dass alle erforderlichen Informationen, die für den Weg zum *„Babyfreundlichen Krankenhaus"* benötigt werden, zur Verfügung stehen. Andererseits müssen alle darüber informiert werden, welche Aufgaben auf sie zukommen. Ein funktionierender Informationsaustausch ist die Voraussetzung für eine erfolgreiche Zusammenarbeit. Benannte Ziele, die gemeinsam angesteuert werden, einigen Berufsgruppen, Abteilungen und ganze Kliniken.

Ziele dieser Phase
Ziel 1: Alle Mitarbeiterinnen hatten die Möglichkeit sich zu informieren und wissen, was auf sie zukommt.
Ziel 2: Ein gemeinsames Ziel ist benannt und wird angesteuert.
Ziel 3: Die Informationsveranstaltung ist der Startschuss für Ihr Projekt.

Aufgaben
Analysieren Sie Ihre Möglichkeiten, wie Sie Ihre Kolleginnen informieren können. Planen Sie diese Schritte gründlich. Sinnvoll könnten je nach Dauer des Projekts 2–3 Informationsveranstaltungen für **alle** Mitarbeiterinnen des Hauses sein:
1. Informationsveranstaltung bei Projektbeginn
2. Informationsveranstaltung, wenn alles erarbeitet ist und die Einführung bevorsteht
3. Informationsveranstaltung unmittelbar vor dem Gutachten

Die letzte große Veranstaltung ist die feierliche Übergabe der Plakette.

Mögliche Wege für die Verbreitung von Informationen
Hat Ihr Haus eine Krankenhauszeitschrift? Wenn ja, vereinbaren Sie mit der Chefredakteurin Berichte zum Thema *„Babyfreundliches Krankenhaus"*. Übrigens, das meistgelesene Dokument ist häufig der Speiseplan; ein guter Platz, um Einladungen zu Informationsveranstaltungen zu platzieren. Lohnenswerte Kommunikationsorte sind auch die Raucherecken – hierarchiefrei, abteilungsübergreifend und immer gut, um Informationen zu verbreiten!

Nutzen Sie den „großen Verteiler" des Hauses. Nur so können Sie sicherstellen, dass alle eingeladen werden. Vergessen Sie nie die EDV-Abteilung, den Betriebsrat / die Mitarbeitervertretung sowie die Krankenpflegeschule – früher oder später werden Sie diese brauchen.

Bedenken Sie bitte: In dieser Phase haben die Mitarbeiterinnen zwei grundsätzliche Fragen, die beantwortet werden sollten:
- Wofür ist das Ganze gut? Welchen Nutzen habe ich / haben wir davon?
- Was hat das mit mir und meiner Arbeit zu tun?

Informieren Sie Ihre Kolleginnen so gezielt und gründlich wie möglich!

Musterplanung für eine 1. Informationsveranstaltung

Die Terminplanung und die Absprache mit den Referentinnen und Referenten sollte mit ca. 2 Monaten Vorlauf erfolgen. Bereiten Sie den Raum, ggf. Getränke, die Teilnehmerliste und die erforderlichen Medien (meist Beamer und Laptop) vor. Die Einladung für die Informationsveranstaltung soll durch das Krankenhausdirektorium erfolgen. Sie können diese als Projektleiterin sinnvollerweise durchaus vorbereiten. Manchmal mache ich neben der formellen Einladung des Krankenhausdirektoriums eine zweite, lustige Einladung – einige Tage vor dem Termin. Werben Sie für die Informationsveranstaltungen, erzeugen sie Neugier!

Tabelle 5 gibt einen Überblick über die inhaltliche Planung der Informationsveranstaltungen. Sie sehen: auch bei einem verspäteten Beginn von 10 Minuten reicht eine Stunde völlig aus. Bereiten Sie schöne und ansprechende Präsentationen vor (das Auge lernt mit).

Tabelle 5. Inhaltliche Planung der Informationsveranstaltungen

Thema	Zuständige Person	Geplante Dauer (min)
Begrüßung	z. B. Krankenhausdirektorium	5
Vortrag 1: Sinn und Zweck eines *„Babyfreundlichen Krankenhauses"*: Warum das alles?	z. B. Chefärztin oder Oberärztin	10
Vortrag 2: Weg zum *„Babyfreundlichen Krankenhaus"*: Who ist who? Wer wird beteiligt sein?	z. B. die Projektleiterin	15
Zeit für Fragen		15
Ausblick und Verabschiedung	z. B. andere Chefärztin/Oberärztin	5

Pleiten, Pech und Pannen in dieser Phase:
- Der Aufwand (Zeit der Mitarbeiterinnen) für die Informationsveranstaltung wird gescheut. Es kommen weniger Mitarbeiterinnen als erwartet.
- Sie befürchten sich zu blamieren, da Sie keine Erfahrung in Präsentationen und Vorträgen haben.

Erste Hilfe für die Hauptverantwortliche:
Überzeugen Sie die Leitungsebenen von der Bedeutung der Informationsveranstaltungen – denn Information ist unerlässlich und wichtig für die Mitarbeitermotivation.

Falls weniger Leute kommen, als Sie erwartet haben: nehmen Sie es sportlich! Die Mitarbeiterinnen zur Teilnahme zu verpflichten, wäre nicht unbedingt die Lösung. Die Teilnahme an Informationsveranstaltungen sollte freiwillig sein, denn sie erfüllen ein Grundbedürfnis. Die Keule der Pflichtveranstaltung sollte nur selten und sehr gezielt geschwungen werden. Grundsätzlich kann nur die oberste Leitung eine verpflichtende Teilnahme aussprechen.

Falls Sie in Präsentationen und Vorträgen noch unerfahren und daher noch sehr unsicher sind, suchen Sie sich Unterstützung; teilen Sie die Verantwortung! Bereiten Sie sich gut vor und machen Sie eine Generalprobe am Ort des Geschehens. Üben Sie den Umgang mit den Medien. Halten Sie ein halbes Glas Wasser ohne Kohlensäure für sich bereit. (In Stress-Situationen machen Ihnen die Katecholamine den Mund trocken und lassen Ihre Hände zittern). Erfahrungsgemäß merkt kein Mensch, wie aufgeregt Sie sind!

2.4.3 Vom „Jagen und Sammeln"

In dieser Phase geht es einerseits darum, alle externen und internen Anforderungen zum Bestehen des Gutachtens zu ermittelt und andererseits darum, alle wichtigen Informationen und Dokumente, die in Ihrer Einrichtung zum Thema Stillmanagement und Bonding vorliegen, zu ermitteln. Darüber hinaus sollte es in dieser Phase in Erfahrung gebracht werden, welche Unterstützungsmöglichkeiten für die Durchführung des Projekts organisiert werden können.

Ziele dieser Phase
Ziel 1: Alle Anforderungen sind so konkret wie möglich ermittelt.
Ziel 2: Alle vorhandenen Dokumente, Broschüren, Standards, Zettel, Dateien, anekdotisches Wissen aus Ihrer Einrichtung sind zusammengestellt.
Ziel 3: Die Unterstützungsmöglichkeiten sind bekannt.

Aufgaben in dieser Phase
Ermitteln Sie alle internen und externen Anforderungen sehr gründlich! Bitten Sie die WHO/UNICEF-Initiative, Ihnen ausführliche und konkrete Informationen zur Errichtung des Qualitätsmanagement-Systems *„Babyfreundliches Krankenhaus"* zur Verfügung zu stellen. Lassen Sie sich alles schriftlich geben! Machen Sie sich eine Liste und erschrecken Sie nicht über deren Länge. Unterscheiden Sie dabei die Pflicht (MUSS) und die Kür (nice to have).

„Jagen und Sammeln" Sie nach allen Informationen zum Stillen / zum familienfreundlichen Konzept Ihrer Klinik (Dateien, Zettel, Broschüren, Informationen jeder Art). Bewerten Sie die vorhandenen Informationen/Dokumente/Broschüren. Legen Sie „die Guten ins Töpfchen, die Schlechten ins Kröpfchen", ohne die Autoren und Autorinnen der „alten Dokumente" zu verärgern.

Machen Sie einen IST/SOLL-Abgleich zwischen den Anforderungen (= SOLL) und den in Ihrer Einrichtung vorhandenen Dokumenten/Regelungen/Gegebenheiten (= IST).

Ermitteln Sie, welche Fortbildungen in den letzten Jahren von wem besucht wurden (Stundenanzahl). Vielleicht werden solche Daten zentral in Ihrer Personalabteilung gepflegt. Dann haben sie Glück.

Organisieren Sie sich Unterstützung! Fragen Sie beim Qualitätsmanagement (QM) Ihres Krankenhauses, in der Kranken- und Gesundheitspflegeschule und bei der innerbetrieblichen Fortbildung. Interne Prozessbegleiterinnen können ebenfalls gute Adressen sein. Die Unterstützungsmöglichkeiten sind vielfältig: Beratung, Hilfe, Trost, Moderation, Schulung, Organisation, EDV, Schreibunterstützung, etc. Denken Sie darüber nach, was Sie benötigen und suchen Sie aktiv danach! Nutzen Sie auch die Unterstützungsmöglichkeiten der WHO/UNICEF-Initiative!

Vernetzen Sie sich mit Stillbeauftragten oder Projektverantwortlichen anderer Häuser. Allerdings müssen Sie evtl. Konkurrenzsituationen der Krankenhäuser berücksichtigen.

Wer macht's?
Mitglieder des QZ und die Projektleiterin

Ergebnisse dieser Phase:
- Alle Anforderungen sind bekannt.
- Die „To do"-Liste ist erstellt, die Planung kann beginnen.
- Die Unterstützungsmöglichkeiten sind bekannt und können genutzt werden.
- Alle vorhandenen Unterlagen sind „auf dem Tisch".

Pleiten, Pech und Pannen in dieser Phase:
- Es fallen immer wieder neue Anforderungen „vom Himmel".
- Es tauchen immer noch mehr alte Informationen auf.
- In der Projektgruppe zeigen sich Kommunikationsprobleme.
- Die Basis zweifelt an dem Sinn, ein *"Babyfreundliches Krankenhaus"* zu werden.

Erste Hilfe für die Hauptverantwortliche:
- Sorgen Sie gut für sich!
- Freuen Sie sich, wenn die alten Dokumente noch vor dem Gutachten auftauchen. Es könnte schlimmer kommen!

- Vergewissern Sie sich immer mal wieder, ob Sie alle Anforderungen erfasst und bearbeitet haben.
- Vernachlässigen Sie keinesfalls die kontinuierliche Weitergabe der Informationen an die beteiligten Arbeitsbereiche.

2.4.4 Erarbeitungsphase

Der Rucksack für die Wanderung ist gepackt, Sie kennen das Ziel, Sie haben Proviant und Pflaster eingepackt. Die Wanderkarte liegt bereit, die wichtigsten Orientierungspunkte sind markiert. Ihre Kameraden auf dem Weg sammeln sich gerade. Nun geht's los!

Ziele dieser Phase
Ziel 1: Die erstellte „To do"-Liste wird abgearbeitet.
Ziel 2: Die Mitarbeiterinnen aller Disziplinen und Berufsgruppen sind informiert.

Aufgaben in dieser Phase
Es ist sinnvoll, die Aufgaben der „To do"-Liste unter mehreren Personen aufzuteilen. Nutzen Sie dazu die Möglichkeiten der Maßnahmen- oder Aktionspläne. Die helfen allen, den Überblick zu behalten. Legen Sie Verantwortlichkeiten und Fristen konkret fest, denken Sie auch an Stellvertretungsregelungen!

Verschriftlichung (siehe auch Kapitel 3.5.1: „Umgang mit Dokumenten", S. 78): Ob Sie Rechner lieben oder nicht, die Verschriftlichung sollte elektronisch erfolgen. Stellen Sie Regeln für die Speicherung auf (z. B. mit aktuellem Datum und Autorin). Legen Sie einheitliche Kopf- und Fußzeilen fest. Entscheiden Sie, in welcher Form die Regelungen veröffentlicht werden sollen. Elektronische Dokumente (z. B. Intranet) sind relativ einfach zu pflegen und aktuell zu halten, werden aber nicht von allen Mitarbeiterinnen geliebt. Papierdokumente (z. B. Still-Ordner) mit allen Regelungen für jeden Arbeitsbereich bedeuten einen intensiven Personalaufwand um sicherzustellen, dass jeweils nur die aktuelle Version vorhanden ist. Die Entscheidung hängt von der Kultur und der Ausstattung Ihrer Einrichtung ab. Im besten Fall wird die Entscheidung vom QZ vorbereitet und mit der Lenkungsgruppe abgestimmt.

Jedes geltende Dokument sollte zuvor freigegeben, d.h. von der verantwortlichen Person (Leitung) mit Datum unterschrieben worden sein. Freigegebene Dokumente sind kostbar!

Broschüren und Flyer

Überprüfen Sie, welche externen Broschüren/Informationen bislang ausgegeben oder ausgelegt worden sind. Entsprechen diese den Empfehlungen der WHO/UNICEF-Initiative? Andere Broschüren dürfen nicht ausgegeben/ausgelegt werden, auch wenn diese in Teilen sehr gut sind! Klären Sie ab, welche Flyer/Informationen von Ihrer Einrichtung erstellt und ausgelegt werden sollten. Neue Broschüren bedürfen der Freigabe durch den QZ oder die Lenkungsgruppe.

Fortbildung

Entwickeln Sie einen Fortbildungsplan unter Beachtung der Anforderungen und Ressourcen Ihrer Einrichtung (siehe Kapitel 3.5.6 „Einarbeitung und Fortbildung", S. 99). Hier ist die Abstimmung mit der Lenkungsgruppe unerlässlich, denn die Leitenden müssen die Mitarbeiterinnen auch entsenden bzw. die knappen Personalressourcen dafür bereitstellen.

Wenn Sie Schulungen berufsgruppenübergreifend anbieten, ist der Schulungsbeginn häufig ein Diskussionspunkt. Hier ist auf allen Seiten Kompromissfähigkeit gefordert. Entscheidungen zur verpflichtenden Teilnahme kann nur die Lenkungsgruppe bzw. die oberste Leitung treffen. Hier lohnt es sich, gut darüber nachzudenken.

Organisieren Sie sich Unterstützung, z. B. durch die innerbetriebliche Fortbildung. Delegieren Sie die Aufgaben möglichst umfassend und frühzeitig – es ist ungeheuer schwer, etwas nachträglich zu delegieren.

Umsetzung des Kodex zur Vermarktung von Muttermilchersatzprodukten

(siehe auch Kapitel 3.5.10 „Räume, Ausstattung und Lieferanten", S. 122)

Dieses Thema kann Sie nach unserer Erfahrung zur Verzweiflung bringen, da hier Überzeugungsarbeit und Hartnäckigkeit erforderlich sind und trotzdem immer wieder „politisch Unkorrektes" vom Himmel fällt. Nach unserer Erfahrung ist es sinnvoll, die Augen der Mitarbeiterinnen zu schärfen (und zu belohnen). Denken Sie dabei auch an firmenunabhängige Darstellungen von künstlicher Ernährung (Flaschen, Sauger, etc.),

z. B. in Bilderbüchern oder Fensterdekorationen. Denken Sie an alle „Give aways" der Firmen (Kugelschreiber, Uhren, Bücher, Probepackungen, Notizzettelblöcke, etc.).

Die firmenüblichen „Elterngeschenk-Pakete" enthalten vielfältige Proben, die sich nicht mit den Grundsätzen des *„Babyfreundlichen Krankenhauses"* vertragen (Flaschen, Beruhigungssauger, Tee- und Nahrungsproben, Ernährungsbroschüren, etc.). Entwickeln Sie in Ihrer Einrichtung Ideen für Alternativen.

Informieren Sie Ihren Einkauf über die Inhalte des Kodex zur Vermarktung von Muttermilchersatzprodukten. Vergessen Sie keinesfalls, alle Mitarbeiterinnen der beteiligten Berufsgruppen und Disziplinen zu informieren!

Informieren der Mitarbeiterinnen

Am Ende der Erarbeitungsphase kann eine weitere Informationsveranstaltung sehr sinnvoll sein. Regelmäßige Info-Briefe wären ebenfalls eine Möglichkeit, alle beteiligten Mitarbeiterinnen über die Fortschritte und neue Entwicklungen im Projekt zu informieren.

Ergebnisse dieser Phase:
- Die Stillrichtlinien (mit den „Zehn Schritten") sind bearbeitet und stehen zur Veröffentlichung bereit.
- Das Stillleitbild ist erstellt (kein Muss!). Leitbilder verdeutlichen Werte und Ziele einer Einrichtung oder zu einem bestimmten Thema (siehe auch Kapitel 3.5.3, S. 86). Sie dienen der Orientierung nach innen (Mitarbeiterinnen aller Berufsgruppen und Hierarchiestufen) und nach außen (Kunden/Familien/Besucher).
- Die in Ihrer Einrichtung erforderlichen Regelungen (z. B. Stillstandards, „standard operating procedure's" oder Verfahrensanweisungen) sind erstellt, von der Lenkungsgruppe genehmigt und veröffentlicht.
- Entscheidungen zur Stillstatistik sind gefallen:
  - Auf welche Art und Weise werden die Daten erhoben und dokumentiert?
  - Wie werden sie ausgewertet?
  - Wie oft und in welcher Form werden sie diskutiert?
- Der Schulungsplan ist erstellt und freigegeben. Die Schulungsmodalitäten und Verantwortlichkeiten sind festgelegt.
- Die Festlegung zu externen Broschüren/Informationen ist getroffen. Intern zu erstellende Flyer/Informationen sind erstellt, abgestimmt und freigegeben.

- Die Informationsveranstaltungen für werdende Eltern sind angepasst.
- Die unterstützenden Maßnahmen für die Einführung sind organisiert.

Wer macht's?
- Die Mitglieder des QZ und die Projektleiterin in Kooperation mit der Lenkungsgruppe.
- Kodex: alle Mitarbeiterinnen sind gefordert.

Pleiten, Pech und Pannen in dieser Phase:
- Urlaub, Krankheit, Fluktuation unter den Projekt- und Lenkungsgruppenmitgliedern
- Die Motivation sinkt.
- Zweifel, ob die Einrichtung wirklich ein *"Babyfreundliches Krankenhaus"* werden sollte
- Grabenkämpfe innerhalb der Projekt- und/oder Lenkungsgruppe oder untereinander
- Die Konfliktpotenziale sind reichhaltig und vielfältig, aber Konflikte entstehen meist nicht durch das Projekt. Sie sind vorher bereits vorhanden und kochen jetzt hoch.

Erste Hilfe für die Hauptverantwortliche:
- Sorgen Sie gut für sich!
- Üben Sie sich in Gelassenheit.
- Verdeutlichen Sie die bereits erledigten Aufgaben.
- Feiern Sie Erfolge und erreichte Meilensteine.
- Konflikte und andere Störungen haben Vorrang.
- Denken Sie dran: Projekte werden auf der menschlichen (psychosozialen) Ebene entschieden, nicht auf der fachlichen. Nicht Ihre Kompetenz als Stillbeauftragte oder Ihre Erfahrung im Projektmanagement entscheiden über den Verlauf des Projekts, sondern Ihre Fähigkeit, die Menschen im Projekt zielführend zu begleiten.

2.4.5 Einführungsphase

Ziel dieser Phase
Ziel 1: Alle Regelungen, Dokumente, Broschüren und Statistiken sind eingeführt oder angepasst.

Aufgaben in dieser Phase:
- Begleitung und Unterstützung der Teams
- Erfassen von Anmerkungen der Mitarbeiterinnen
- Kontinuierliche Weitergabe der Informationen in den Teamsitzungen
- Ermutigung
- Erarbeitung von fehlenden Regelungen
- Treffen aller Gremien mit dem Hauptbestandteil: Erfahrungsaustausch

Ergebnisse dieser Phase
Die Regelungen haben die Feuerprobe überstanden und werden angewendet.
Die Mitarbeiterinnen machen konstruktive Anmerkungen.

Wer macht's?
In dieser Phase sind die Mitglieder aller Gremien des *„Babyfreundlichen Krankenhauses"* gefragt. Leitungen, die Projektleiterin, die Mitglieder des QZ und die Stillbeauftragten sind gefordert, die Umsetzung zu unterstützen. Ermutigung ist auch hier das wirksamste pädagogische Prinzip!

Pleiten, Pech und Pannen in dieser Phase:
- Manche Regelungen müssen noch einmal verändert werden, da sie in der Praxis nicht funktionieren (das ist völlig normal und gehört eigentlich nicht in diese Rubrik).
- Es fallen noch neue Anforderungen „vom Himmel".
- Zweifel, ob man wirklich ein *"Babyfreundliches Krankenhaus"* werden möchte
- Widerstände unter den Mitarbeiterinnen
- Manche Mitarbeiterinnen fühlen sich nicht ausreichend informiert.

Erste Hilfe für die Hauptverantwortliche:
- Sorgen Sie gut für sich!
- Nutzen Sie alle unterstützenden Angebote.
- Delegieren Sie!
- Bewahren Sie Gelassenheit und Humor.
- Informieren Sie Ihre Kolleginnen unverdrossen weiter, manche Mitarbeiterinnen wachen erst jetzt auf und merken, dass es ernst wird! Nicht hilfreich, aber tröstlich für Sie sei der Hinweis: Das ist überall so.

2.4.6 Das Gutachten aus der Sicht des Projektmanagements

In diesem Abschnitt wird beschrieben, wie das Gutachten in die Wege geleitet und bis zum Abschluss betreut wird.

Ziele dieser Phase
Ziel 1: Das Gutachten ist vorbereitet.
Ziel 2: Das Gutachten ist erfolgreich absolviert.

Aufgaben in dieser Phase
Fordern Sie verbindliche Informationen über den Ablauf der Gutachtentage an. Erstellen Sie einen internen Auditplan, falls Sie keinen von den Gutachterinnen erhalten. Nur so ist es möglich, die beteiligten Teams zu informieren und die Tage zu planen. Stimmen Sie den Auditplan mit den Gutachterinnen nochmals ab.

Bereiten Sie die beteiligten Mitarbeiterinnen aller Berufsgruppen, Hierarchien und Disziplinen vor. Informieren Sie diese über Folgendes:
- Ablauf des Gutachtens
- Art der Befragung
- Vorbereitung in den Arbeitsbereichen

Ermutigen und beruhigen Sie Ihre Mitarbeiterinnen!

Vorbereitung der Gutachtentage
- Klären Sie die Unterbringung des Gutachterinnenteams (Wer bucht das Hotel? Anreise- und Abreisetermine, besondere Anforderungen, etc.).

- Wie sieht die Ablaufplanung aus (Auditplan = wann, wer, wo, was wird geprüft)?
- Unterlagen für die Gutachterinnen (nach Ansage der Gutachterinnen) vorbereiten.
- Einverständniserklärung der Patientinnen/Klientinnen (Entbindung von der Schweigepflicht, Einverständniserklärung zum Gespräch mit den Gutachterinnen) besorgen.
- Raum- und Versorgungsplanung (nach Ansage der Gutachterinnen, leibliches Wohl, auf jeden Fall Getränke) aufstellen.
- Datenschutzerklärung von den Gutachterinnen unterschreiben lassen.
- Listen der einverstandenen stationären Patientinnen erstellen.
- Listen der einverstandenen entlassenen Patientinnen erstellen.

Begleitung der Gutachterinnen

Klären Sie ab, wer von der Einrichtung welche Gutachterin begleitet. Informieren Sie die beteiligten Mitarbeiterinnen.

Bedenken Sie wohlwollend, die Abschlussbesprechung hausintern öffentlich zu machen. Darüber hinaus hat sich in unserem Haus die „Rundmail" an alle bewährt.
Es lohnt sich, das Gutachten und die Vorbereitung „generalstabsmäßig" zu planen und immer noch ein paar Reserven zu haben. Ohne Aktions- oder Maßnahmenplan kann man hier kaum den Überblick behalten.

Prüfen Sie am Tag vor dem Gutachten noch einmal die Einhaltung des Kodex zur Vermarktung von Muttermilchersatzprodukten. Es ist kaum zu glauben, aber Sie werden noch etwas finden.

Ergebnisse dieser Phase:
- Das Gutachten ist erfolgreich absolviert.
- Die Mitarbeiterinnen sind informiert.

Wer macht's?
Bei der Projektleiterin laufen alle Fäden der Koordination zusammen. Die Vorbereitung erfolgt in Kooperation, allein ist das nicht zu bewältigen.

Pleiten, Pech und Pannen in dieser Phase:
- Das Gutachten konnte nicht erfolgreich absolviert werden.
- Das gebuchte Hotel ist abgebrannt, die Projektleiterin ist erkrankt, am Gutachtentag kommt eine Lieferung von unerwünschten Werbeartikeln ins Haus ...
- Katastrophen gehören dazu.
- Eine umfassende Planung inklusive „Plan B" und Benennung einer „B-Mannschaft" schaffen Ihnen Ressourcen für das Chaos.

Erste Hilfe für die Hauptverantwortliche:
- Nerven bewahren!
- Die Welt dreht sich weiter!
- Wenn der Prozess gut eingeführt ist, werden einzelne Feststellungen Anlass zur Kritik geben, aber schnell zu beheben sein.
- Falls das Gutachten nicht erfolgreich absolviert werden konnte:
  - 2 Tage Gutachten entscheiden nicht, ob Sie in einer guten Einrichtung arbeiten oder ob das Projekt schlecht geleitet war. Die Momentaufnahme des Gutachtens hat lediglich gezeigt, dass noch etwas fehlt.
  - Lecken Sie Ihre Wunden, stehen Sie auf und laufen Sie weiter!
  - Lernen Sie aus Ihren Erfahrungen.
  - Bearbeiten Sie die Kritikpunkte.
  - Melden Sie Ihre Einrichtung erneut zum Gutachten an.

2.4.7 Projektabschluss

Nachdem das Gutachten bestanden wurde, ist es sinnvoll, den langen, hürdenreichen Weg gemeinsam zu reflektieren und den Erfolg zu feiern.

Ziele dieser Phase
Ziel 1: Das Projekt ist abgeschlossen und wird in den Routineprozess überführt.
Ziel 2: Der Prozess ist reflektiert.
Ziel 3: Der Erfolg wird gefeiert.

Aufgaben in dieser Phase:
- Feier mit und für die Mitarbeiterinnen
- Reflexion des Prozesses in den Gremien und Ausblick

- Erstellen eines Projektberichts: Obwohl ein Projektbericht immer mit viel Arbeit verbunden ist, lohnt sich die Erstellung. Hier werden der Weg, die Kosten, die Ergebnisse, die Probleme und Lösungen zusammengefasst dargestellt. Das unterstützt die Reflexion und die Bewertung des Projekts. Darüber hinaus sind ehrliche Projektberichte hilfreich für Folgeprojekte in der Einrichtung. Adressat des Projektberichts ist vor allem der Auftraggeber. Der Projektbericht ist die Antwort auf den Projektauftrag, der ganz am Anfang stand.
- Anerkennung für die geleistete Arbeit im QZ: z. B. durch das Erstellen von Zertifikaten oder Bescheinigungen für die Mitglieder des QZ über die aktive Mitarbeit im Projekt. So etwas ist immer gut für den Lebenslauf.
- Feiern Sie Ihren persönlichen Erfolg!
- Gestalten Sie den Projektabschluss aktiv und bewusst!

Wer macht's?
Der Projektbericht wird durch die Projektleiterin erstellt. Die Verantwortlichkeiten für alle anderen Aufgaben werden in den Gremien festgelegt und hängen stark von den Gegebenheiten in Ihrer Einrichtung ab.

Ergebnisse dieser Phase:
- Die Projektarbeit ist angemessen gewürdigt.
- Die im Projekt gemachten Erfahrungen sind in den Gremien gesammelt und stehen für weitere Projekte in der Einrichtung zur Verfügung.
- Der Projektbericht ist erstellt und übergeben.

Pleiten, Pech und Pannen in dieser Phase:
- Unterstützung, die für das Projekt zur Verfügung stand, wird abgezogen/beendet. Das ist leider völlig normal und gehört zum Wesen des Projekts.
- Projektabschlüsse sind auch Abschiede, die nicht immer leicht fallen. Projekte mit ihren Spannungsbögen haben einen gewissen „Suchtcharakter", der normale Arbeitsalltag ist dann nicht immer leicht auszuhalten.
- Es fehlt die Kraft und Motivation, den Projektbericht zu erstellen.
- Es kommen Nachforderungen vom Auftraggeber.
- Der Abschluss wird nicht gestaltet.

Erste Hilfe für die Hauptverantwortliche:
Wenn die intrinsische Motivation fehlt, den Projektbericht zu erstellen, ist es hilfreich, wenn der Projektbericht Bestandteil des Projektauftrags war. Es ist wie beim Protokoll: je länger Sie warten, umso mühseliger wird es. Nehmen Sie sich ein verregnetes Wochenende und machen sie ihn fertig!

Projekte haben einen Anfang und ein Ende. Nur so sind Sie planbar. Wenn das Projekt erfolgreich war, besteht die Gefahr, dass Sie noch alle anderen Probleme der Einrichtung lösen sollen. Wehren Sie den Anfängen! Falls Sie Spaß an der Projektarbeit haben, denken Sie an einen neuen Projektauftrag.

2.4.8 Öffentlichkeitsarbeit

Die Auszeichnung *„Babyfreundliches Krankenhaus"* ist ein wichtiges Instrument des Krankenhausmarketings. In diesem Abschnitt wird zusammengefasst, woran gedacht werden sollte, um den neuen Status der Klinik und die Vorteile für die Familien und die Mitarbeiterinnen bekannt zu machen. Über den genauen Ablauf der feierlichen Plakettenübergabe und die weiterführende Öffentlichkeitsarbeit siehe Kapitel 4, S. 133.

Ziel dieser Phase
Ziel 1: Marketingstrategien werden entwickelt und umgesetzt (mit operationalisierten Zielen und Budget).

Aufgaben in dieser Phase:
- Planung der Plakettenübergabe in Kooperation mit der Lenkungsgruppe und der WHO/UNICEF-Initiative
- Planung und Durchführung von öffentlichkeitswirksamen Veranstaltungen
- Gestaltung der Homepage
- Anpassung der Informationsveranstaltungen für werdende Eltern
- Planung von Hinweisen auf Arztbriefe, Flyer, Aushänge, etc.

Ergebnisse dieser Phase:
- Die Auszeichnung Ihrer Einrichtung ist intern und extern bekannt.
- Der Nutzen für die Familien ist verdeutlicht.
- Der Nutzen für die Mitarbeiterinnen ist verdeutlicht.

Wer macht's?
Manche Krankenhäuser haben die Zuständigkeit für die Öffentlichkeitsarbeit festgelegt. Denkbar ist auch die „Fremdvergabe" an professionelle Anbieter.

Pleiten, Pech und Pannen in dieser Phase:
- „Wo sie doch schon mal dabei ist, könnte die Projektleiterin dieses Gebiet gleich mit übernehmen." Vorsicht: Das ist ein neuer Projektauftrag!
- Kein Budget, keine zeitlichen Ressourcen, keine Zuständigkeiten benannt. Marketing liegt in der Verantwortung der obersten Leitung! Das heißt nicht, dass es von ihr bearbeitet werden muss, sondern hier sind die Zuständigkeiten und Budgets festzulegen. Sie können eine Kerze ins Fenster stellen und hoffen, dass sie die Welt babyfreundlich erleuchtet, aber damit wird eine wirkliche Chance vergeben!
- Keine Kontinuität im Marketing

Erste Hilfe für die Hauptverantwortlichen:
Bei den Zuständigen gehört das Marketing für das *„Babyfreundliche Krankenhaus"* in die Wiedervorlage.

2.4.9 Phase der Aufrechterhaltung und der kontinuierlichen Verbesserung

Nach dem erfolgreich abgeschlossenen Zertifizierungsprozess geht es nun darum, die erreichte Qualität langfristig zu sichern und weiter zu verbessern.

Ziel dieser Phase
Ziel 1: Die Regelungen und Aufgaben sind in den Routinebetrieb überführt.

Aufgaben in dieser Phase:
- Abarbeiten der Empfehlungen aus dem Gutachtenprozess
- Etablierung der Abläufe
- Einleiten des kontinuierlichen Verbesserungsprozesses
- Lernen aus Fehlern/Beinahe-Fehlern, Ideen und Anmerkungen
- Durchführung von Patientenbefragungen und Ableitung von Maßnahmen (sinnvolle Aufgaben aus der Sicht des Qualitätsmanagements, stellt aber keine Pflichtforderung dar.)

- Ebenfalls kein Muss, aber ggf. hilfreich: Durchführung von internen Audits
- Anpassen der Frequenz der Lenkungsguppen- und Projektgruppentreffen
- Vorbereitung des erneuten Gutachtens nach 3 Jahren

Ergebnisse dieser Phase:
- Das *„Babyfreundliche Krankenhaus"* lebt und entwickelt sich
- Positive Entwicklung der Fallzahlen
- Positive Entwicklung der Stillstatistik

Wer macht's?
Das hängt stark von Ihrer Einrichtung ab, evtl. wird die Projektleiterin oder eine Stillbeauftragte zur Prozessbeauftragten.

Pleiten, Pech und Pannen in dieser Phase
- Das Interesse nimmt ab.
- Mitarbeiterfluktuation
- Keine zeitlichen Ressourcen nach dem erfolgreichen Gutachten
- Neue Projekte benötigen zeitliche Ressourcen

Erste Hilfe für die Hauptverantwortliche, aber auch für die Leitungsebenen des Krankenhauses:
- Erneuern Sie die Besetzung des QZ, holen Sie immer mal wieder neue Mitglieder „an Bord".
- Sichern Sie die Kontinuität des *„Babyfreundlichen Krankenhauses"* durch die Benennung von Stellvertreterinnen für die wichtigsten Positionen.
- Sorgen Sie dafür, dass die Kernprozesse der Prozessverantwortlichen so beschrieben sind, dass Sie stets weitergeführt werden können.
- Pflegen Sie Ihre Prozessverantwortliche.
- Bringen Sie das *„Babyfreundliche Krankenhaus"* auch intern immer wieder in Erinnerung (Jubiläen, Artikel in der Krankenhauszeitung, Tag der offenen Tür, etc.)
- Feiern Sie bspw. die 50. Sitzung des QZ.
- Sparen Sie nicht an Lob und Anerkennung.

2.5 Rückblick und Ausblick

Herzlichen Glückwunsch, nun sind Sie eine Projektleiterin mit Erfahrung!

Vermutlich liegt ein aufregender Weg hinter Ihnen – gelegentlich unwegsam, gelegentlich scheinbar zu steil, morastig, zeitweise im kompletten Nebel, aber gewiss auch mit sonnigen Abschnitten. Sie haben vermutlich viel über sich selbst, Ihre Einrichtung und die Mitarbeiterinnen gelernt. Noch zwei bis drei weitere Projekte und auch Sie können ein Buch schreiben. Ich wünsche Ihnen von Herzen, dass der Weg zum *„Babyfreundlichen Krankenhaus"* auch in Ihrer persönlichen Bewertung ein erfolgreiches Projekt war.

2.6 Literatur

Bellabarba J, Schnappauf D (Hrsg.): Organisationsentwicklung im Krankenhaus. Verlag für Angewandte Psychologie, 1996.

Boy J, Dudek C, Kuschel S: Projektmanagement. Gabal, 2002, S. 15 und 25–26.

Graf-Götz F, Glatz H: Organisation gestalten. Beltz, 2001, S.163,

Bernd Juhre
unter Mitarbeit von
Michaela van Beek

III Qualitätsmanagement im „Babyfreundlichen Krankenhaus"

3.1 Der Ablauf des Gutachtenprozesses

Die Kriterien für die Anerkennung als „Babyfreundliches Krankenhaus" beruhen insbesondere auf den Vorgaben von WHO und UNICEF. Sie umfassen die „Zehn Schritte zum erfolgreichen Stillen" sowie die Bestimmungen des „Internationalen Kodex zur Vermarktung von Muttermilchersatzprodukten". Diese Kriterien werden sowohl für das Gutachten als auch für die Nachgutachten zugrunde gelegt.

In Deutschland ist der Verein zur Unterstützung der WHO/UNICEF-Initiative „Babyfreundliches Krankenhaus" (BFHI) e. V. Ansprechpartner der interessierten Kliniken auf dem Weg bis zur offiziellen Auszeichnung als „Babyfreundliches Krankenhaus". Bei nachweislicher Erfüllung aller Kriterien verleiht der Verein die internationale Plakette von WHO und UNICEF.

3.1.1 Vorbereitung auf die Selbsteinschätzung

Wenn eine Klinik die Anerkennung als „Babyfreundliches Krankenhaus" anstrebt, muss sie zunächst die vorbereitenden Schritte durchlaufen (siehe Kapitel 2.4 „Projektphasen", S. 40 und 3.5.9 „Das babyfreundliche Betreuungskonzept", S. 114). Nach Abschluss aller vorbereitenden Schritte und der parallelen Erhebung der erforderlichen Stilldaten über mindestens sechs Monate (siehe Kapitel 3.5.11 „Messung, Analyse, Verbesserung", S. 126) kann die Klinik die Durchführung des Gutachtens beantragen.

3.1.2 Selbsteinschätzung anhand der Checkliste

Der erste Schritt zur Anerkennung als „Babyfreundliches Krankenhaus" ist die Selbsteinschätzung der „Babyfreundlichkeit" durch die geburtshilfliche Einrichtung oder Kinderklinik anhand der Checkliste der WHO/UNICEF-Initiative (Download unter http://www.babyfreundlich.org/infomaterial.html).

Die Checkliste besteht aus selbst einschätzenden Ja/Nein-Fragen und der Abfrage erhobener statistischer Daten. Als Basis für ein erfolgreiches Gutachten sollten in der Checkliste alle Fragen mit „Ja" beantwortet werden können und bei den statistischen

Erhebungen möglichst alle erfassten Quoten mindestens 80 % betragen. Vereinsmitglieder erhalten eine spezielle Software für die Auswertung der Stillstatistik (siehe Anhang).

An die Selbsteinschätzung schließt sich die Auswertung der Checkliste durch eine Gutachterin der WHO/UNICEF-Initiative an. Das Ergebnis wird der Klinik sowohl schriftlich als auch in einem ausführlichen telefonischen Beratungsgespräch erläutert. Auf dieser Grundlage wird der effizienteste Weg zur Anerkennung als *„Babyfreundliches Krankenhaus"* von der Gutachterin mit der vom Krankenhaus benannten Kontaktperson abgestimmt.

Im Vorfeld des eigentlichen Gutachtens stehen die Gutachterinnen der WHO/UNICEF-Initiative den Teams der geburtshilflichen Abteilungen mit praxisnahen Vorschlägen zur Umsetzung des babyfreundlichen Betreuungskonzeptes beratend zur Seite. Insbesondere Kliniken, deren Selbstbewertung noch nicht in vollem Umfang den Anforderungen genügt, ist ein solcher zusätzlicher kostenpflichtiger Beratungstag zu empfehlen. Aber auch für alle anderen Krankenhäuser kann diese Unterstützung sehr hilfreich sein.

Ein Beratungstag ungefähr ein halbes Jahr vor dem geplanten Gutachtentermin unterstützt das Krankenhaus dabei, einzuschätzen, wo das Stillmanagement noch optimiert werden muss, um die Kriterien zu erfüllen, und ob diese Optimierungen bis zum gewünschten Gutachtentermin umgesetzt werden können. Dieser Tag ist für alle Beteiligten eine gute Übung.

Wenn ein Krankenhaus einen Großteil der Fragen mit „Ja" beantworten kann und die Rate der von der Geburt bis zur Entlassung ausschließlich gestillten Säuglinge über mehrere Monate den Vorgaben entsprechen (siehe dazu „Informationen für Krankenhäuser", Download unter www.babyfreundlich.org/infomaterial.html), schickt es die ausgefüllte Checkliste an die WHO/UNICEF-Initiative zurück.

3.1.3 Gutachterinnen
Um eine hohe Qualität des Gutachtenprozesses zu gewährleisten, müssen alle Personen, die als Gutachterinnen tätig werden wollen, einen speziellen Auswahlprozess

durchlaufen. Dazu gehören neben dem Nachweis der erforderlichen Grundqualifikation als medizinische oder pflegerische Mitarbeiterin die erfolgreich abgeschlossene Teilnahme an einer Ausbildung zur Still- und Laktationsberaterin sowie der Nachweis der langjährigen praktischen Erfahrung in der Stillberatung.

Die Gutachterinnen wurden von der WHO/UNICEF-Initiative für diese Aufgabe qualifiziert. Sie sind unabhängig von der WHO/UNICEF-Initiative und werden von ihr mit dem Erstellen eines Gutachtens beauftragt.

Um die Qualität des Gutachtenprozesses zu sichern, werden im Anschluss an den Einsatz einer Gutachterin (Beratungsleistung oder Gutachten) vom Krankenhaus Feedbackbögen erbeten. Diese werden ausgewertet, und sofern erforderlich, Maßnahmen zur Verbesserung des Gutachtenprozesses (z. B. Nachschulung einer Gutachterin) festgelegt.

Um die Unabhängigkeit der Gutachterinnen bei der Prüfung sicherzustellen, gehört dem Prüfungsteam grundsätzlich keine Gutachterin an, die zuvor in dem betreffenden Krankenhaus gearbeitet hat, dort eine Informationsveranstaltung oder Schulung zur Initiative „Babyfreundliches Krankenhaus" oder eine Beratung (Checklistenauswertung, Beratungstag) durchgeführt hat.

3.1.4 Das Gutachten

Vor der Anmeldung zur Prüfung durch das Gutachterinnenteam muss das Krankenhaus folgende schriftliche Dokumente erarbeitet haben:

- **Stillrichtlinien**, die alle „Zehn Schritte zum erfolgreichen Stillen" sowie die Bestimmungen des „Kodex" berücksichtigen
- einen **Lehrplan** zu Theorie und Praxis der Stillförderung für das Krankenhauspersonal, das Mütter und Babys versorgt
- eine **Kurzfassung der Informationen über das Stillen**, die Schwangeren vermittelt werden

Wenn das Krankenhaus die Inhalte der Stillrichtlinien in seiner täglichen Arbeit verankert hat, meldet es das Gutachten an. Das genannte schriftliche Material des Krankenhauses wird drei Monate vor dem Gutachten an die Leiterin des Gutachterinnenteams geschickt und von ihr überprüft. Das Krankenhaus erhält ein schriftliches Feedback mit Optimierungsvorschlägen.

Die Begutachtung vor Ort dauert in der Regel zweieinhalb Tage. Zwei Gutachterinnen befragen im Kreißsaal und auf der Wochenbettstation Schwangere, Mütter und Mitarbeiterinnen aller Berufsgruppen. Hierbei sind die Bestimmungen zur Schweigepflicht und zum Datenschutz zu beachten. Probleme sollten im Vorfeld mit dem Datenschutzbeauftragten geklärt werden.

Darüber hinaus führen die Gutachterinnen Beobachtungen durch, um die Umsetzung der Stillrichtlinien zu überprüfen. Da die Abläufe unter anderem durch Einsicht in Patientenakten überprüft werden, ist eine aussagekräftige Dokumentation von großer Bedeutung. Als Motto kann hier gelten: „Was nicht dokumentiert ist, ist nicht gemacht worden".

Erfüllt das Krankenhaus sämtliche inhaltlichen Kriterien und auch seine Verpflichtungen gegenüber der Initiative (z. B. Mitgliedschaft im Verein), wird es mit der Plakette *„Babyfreundliches Krankenhaus"* von WHO und UNICEF ausgezeichnet und darf die zugehörige Bezeichnung in seiner Außendarstellung verwenden.

Wenn eine Klinik trotz gründlicher Vorbereitung bei einem Gutachten nicht alle Kriterien nachweisen konnte, machen die Gutachterinnen Optimierungsvorschläge. Die Klinik stellt einen Aktionsplan auf und führt die erforderlichen Veränderungen innerhalb von drei Monaten durch. Die WHO/UNICEF-Initiative stellt auch hierfür kostenpflichtige Beratungsleistungen bereit.

Bestätigt eine erneute Überprüfung der bisher nicht erfüllten Punkte, dass alle Kriterien erfüllt sind, ist das Gutachten bestanden und das Krankenhaus erhält die Auszeichnung.

Die Auszeichnung wird im Rahmen einer Feierstunde übergeben, die durch die Klinik öffentlichkeitswirksam genutzt werden kann.

Die Auszeichnung ist drei Jahre gültig und muss anschließend durch ein erneutes Gutachten bestätigt werden. Der Ablauf entspricht demjenigen des Erstgutachtens, hat jedoch einen geringeren Umfang. Die Klinik erhält nach zwei Jahren eine Erinnerung und erneut eine Checkliste zugeschickt, mit der die Wirksamkeit des babyfreundlichen Betreuungskonzeptes überprüft wird.

Verzichtet ein Krankenhaus auf das erneute Gutachten, wird ihm die Plakette aberkannt und es muss alle Hinweise auf den Status als *„Babyfreundliches Krankenhaus"* aus seiner Außendarstellung entfernen.

Tabelle 6 gibt einen Überblick über den Ablauf des Zertifizierungsprozesses.

Tabelle 6. Zeitplan des Gutachtenprozesses

Zeitpunkt	Ereignis
7 Monate vorher	Checkliste einreichen und telefonische Beratung
6 Monate vorher (fakultativ)	Beratungstag mit einer Gutachterin vor Ort (Voraudit)
5 Monate vorher	Gutachten anmelden, Termin vereinbaren
3 Monate vorher	Unterlagen (Stillrichtlinien, Infomaterial, Lehrplan) an die Gutachterin senden.
2 Monate vorher	Gespräch mit der leitenden Gutachterin über die Unterlagen führen; ggf. Termin verschieben, sofern noch zu große Lücken vorhanden sind.
1 Woche vorher	Letzte Absprachen mit der Gutachterin treffen.
Tag 0	Gutachten vor Ort
2 Wochen danach	Bei Erfüllung aller inhaltlichen Kriterien und der Verpflichtungen gegenüber der WHO/UNICEF-Initiative erfolgt die Anerkennung als *„Babyfreundliches Krankenhaus"*.
2 Monate danach	Öffentliche Auszeichnung durch die WHO/UNICEF-Initiative und Feier für die Mitarbeiterinnen

3.2. Einführung in das Qualitätsmanagement

3.2.1 Der Begriff „Qualität"
Im allgemeinen Sprachgebrauch wird der Begriff „Qualität" in der Regel als Beschaffenheit, Güte oder Wert eines Produktes oder einer Leistung bezeichnet. Im Sprachgebrauch des Normenwesens bezieht sich der Qualitätsbegriff dagegen auf den „Grad, in dem ein Satz inhärenter Merkmale Anforderungen erfüllt". Da diese Definition schwer verständlich ist, kann man es vereinfacht auch so ausdrücken: „Qualität ist die Erfüllung von Kundenanforderungen".

Die hauptsächlichen Kunden des Krankenhauses sind die Patienten. Aber auch deren Angehörige und weitere Personen (z. B. einweisende Ärzte und Kostenträger) können als Kunden angesehen werden.

Im Gesundheitswesen hat sich die **Dreiteilung des Qualitätsbegriffes** in die Bestandteile Struktur-, Prozess- und Ergebnisqualität nach Donabedian durchgesetzt.
- **Strukturqualität** fasst alle äußeren Rahmenbedingungen wie z. B. Räumlichkeiten, angemessen ausgebildetes Personal und technische Ausstattung zusammen.
- **Prozessqualität** meint die Durchführung der Abläufe bei der Erbringung der Leistungen.
- **Ergebnisqualität** ist das, was als Ergebnis der Leistungen herauskommt, also z. B. medizinische Ergebnisqualität und Patientenzufriedenheit.

Alle drei genannten Bestandteile finden sich auch im Konzept des *„Babyfreundlichen Krankenhauses"* wieder. Beispielsweise gehören Vorgaben zur Ausbildung der Mitarbeiterinnen zur Strukturqualität. Die Prozessqualität zeigt sich in den Vorgaben zur Durchführung der Leistungen (z. B. Anleitung der Frauen zum Stillen, 24-Stunden-Rooming-In). Und die Ergebnisqualität findet sich beispielsweise in einer hohen Stillquote und der Zufriedenheit der Frauen mit der Klinik.

3.2.2 Das Konzept des Qualitätsmanagements
Qualitätsmanagement ist ein übergreifendes Konzept, das alle Bereiche eines Unternehmens einbezieht. Durch abgestimmte Tätigkeiten wird größtmögliche Qualität auf allen Ebenen der Organisation und in allen Abläufen angestrebt. Ausgangspunkt

sind die festgelegten Vorgaben in Form der so genannten Qualitätspolitik und der Qualitätsziele. Unterstützt durch schriftlich festgelegte Abläufe und mithilfe einer teamorientierten Zusammenarbeit sowie eines systematischen Vorgehens zur Verhütung von Fehlern sollen die Ziele erreicht werden. Von wesentlicher Bedeutung ist dabei die konsequente Orientierung an den Bedürfnissen der Kunden.

3.2.3 Grundprinzipien und wesentliche Grundsätze des Qualitätsmanagements

Das wesentliche Grundprinzip des Qualitätsmanagements ist der nach seinem „Erfinder" benannte Deming-Kreis, der auch als PDCA-Zyklus oder Problemlösungsprozess bekannt ist (siehe auch Abb. 3). Er besteht aus folgenden Schritten:
- **Plan**: Identifikation von Problemursachen, Festlegung von Zielen
- **Do**: Festlegen und Umsetzen der erforderlichen Maßnahmen
- **Check**: Soll/Ist-Vergleich der Umsetzung mit der Planung
- **Act**: Anpassen und Verändern, Festlegen weiterer Schritte zur Verbesserung

Abbildung 3. Der PDCA-Zyklus

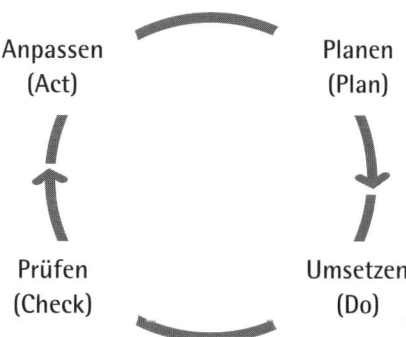

Damit ist der PDCA-Zyklus die Grundlage für die systematische Verbesserung eines Unternehmens und seiner Abläufe, was zu den Grundsätzen des Qualitätsmanagements gehört.

Weitere wesentliche Grundsätze des Qualitätsmanagements sollen im Folgenden kurz genannt werden:
- **Kundenorientierung:** Für jedes Unternehmen sind die Kunden von großer Bedeutung. Daher ist das Erkennen und bestmögliche Erfüllen der Kundenbedürfnisse von besonderer Wichtigkeit.
- **Einbeziehung der Mitarbeiterinnen:** Nur durch die vollständige Einbeziehung der Menschen kann das Unternehmen das volle Potenzial seiner Mitarbeiterinnen nutzen.
- **Systemorientierter Ansatz:** Die Betrachtung einer Organisation als ein System von in Wechselwirkung stehenden Abläufen sowie deren Verstehen und geeignetes Lenken trägt zur Steigerung der Wirksamkeit bei.
- **Sachbezogener Ansatz zur Entscheidungsfindung:** Entscheidungen sollten auf erhobenen Daten und gewonnenen Informationen beruhen, weniger auf rein intuitiver Grundlage.

Darüber hinaus gibt es noch weitere Grundsätze des Qualitätsmanagements, die im Sinne des *„Babyfreundlichen Krankenhauses"* jedoch von untergeordneter Bedeutung sind und daher an dieser Stelle nicht weiter ausgeführt werden sollen.

3.2.4 Historische Entwicklung des Qualitätsmanagements

Frühe Anfänge des Qualitätsmanagements reichen bis in die 1950er Jahre zurück. Ausgangspunkt war dabei Japan, wo sich unter Führung amerikanischer Vordenker des Qualitätsmanagements – die im eigenen Land zum damaligen Zeitpunkt noch wenig Gehör fanden – ein neues Qualitätsverständnis etablierte. Es entwickelte sich nach und nach ein systematisches Vorgehen mit dem Ziel der kontinuierlichen Qualitätsverbesserung. Wesentlicher Grund hierfür war die Erkenntnis, dass sich die immer komplexer werdenden Produkte und Abläufe der industriellen Fertigung nicht mehr allein durch die herkömmlichen Endkontrollen der Produkte überwachen ließen.

Im weiteren Verlauf der Entwicklung ging das Qualitätsmanagement zunehmend über die bloße Suche nach Fehlern hinaus und wurde durch vorbeugende Maßnahmen zur Fehlervermeidung erweitert. Dabei erkannte man mehr und mehr, dass das Thema Qualität nicht allein der speziellen Abteilung „Qualitätssicherung" überlassen werden konnte, sondern dass auch andere Bereiche eines Unternehmens mit einbezogen werden mussten.

Heutzutage umfasst modernes Qualitätsmanagement das gesamte Unternehmen und bezieht die verschiedenen Ebenen und Mitarbeiterinnen von der Planung neuer Produkte über die Fertigung bis zur Endkontrolle in die Maßnahmen mit ein.

Darüber hinaus hat das Qualitätsmanagement längst den industriellen Sektor verlassen und in anderen Wirtschaftszweigen Fuß gefasst. Es zeigte sich nämlich, dass auch in Bereichen wie dem Gesundheitswesen ein systematisches Vorgehen zur Sicherung und Verbesserung der Qualität von großem Vorteil sein kann.

Im deutschen Gesundheitswesen lagen die Anfänge der systematischen Qualitätssicherung in der Münchener Perinatalstudie, die von 1975 bis 1977 durchgeführt wurde. Es galt hier, die Gründe für die in den Jahren 1970 bis 1972 festgestellte erhöhte perinatale Sterblichkeit zu ermitteln. Obwohl es sich im Wesentlichen um ein Projekt zur Datenerhebung und Auswertung handelte, zeigte sich dennoch eine Abnahme der perinatalen Sterblichkeit im Zeitraum der Studie.

In den späten 1970er Jahren folgten weitere ähnliche Studien auch in anderen Fachdisziplinen.
Heutzutage sind verschiedene Modelle des Qualitätsmanagements im deutschen Gesundheitswesen etabliert. Neben den Krankenhäusern sind sie auch bei niedergelassenen Ärzten, in Pflegeeinrichtungen und anderen Bereichen zu finden. Darüber hinaus besteht eine gesetzliche Verpflichtung zum Qualitätsmanagement sowohl für Krankenhäuser als auch für niedergelassene Ärzte und andere Einrichtungen des Gesundheitswesens (SGB V, § 135 a).

3.3 Überblick der Qualitätsmanagement-Systeme im Krankenhaus

Vorgaben zum Qualitätsmanagement sind in verschiedenen Normen und Regelwerken niedergelegt. Neben den branchenneutralen Regelwerken (z. B. ISO 9001, EFQM) enthalten andere Modelle spezielle Vorgaben zum Qualitätsmanagement im Gesundheitswesen (z. B. KTQ, proCum Cert).

Verschiedene Qualitätsmanagement-Systeme sind mittlerweile in den deutschen Krankenhäusern etabliert, von denen die bekanntesten an dieser Stelle vorgestellt werden sollen. Die Entscheidung für die Einführung eines bestimmten Qualitätsmanagement-Systems liegt bei der obersten Leitung eines Krankenhauses.

3.3.1 DIN EN ISO 9001

Von großer Bekanntheit ist die weltweit gültige Norm DIN EN ISO 9001 „Qualitätsmanagement-Systeme – Anforderungen". Sie legt die Bestandteile fest, die erforderlich sind, um Qualitätsmanagement im Sinne eines wirksamen Systems in einem Unternehmen umzusetzen.

Ausgehend von den bereits angesprochenen Grundsätzen des Qualitätsmanagements teilt sich die DIN EN ISO 9001 in fünf inhaltliche Hauptkapitel:
- Qualitätsmanagement-System
- Verantwortung der Leitung
- Management von Ressourcen
- Produktrealisierung/Dienstleistungserbringung
- Messung, Analyse und Verbesserung

Die Norm basiert auf einem prozessorientierten Ansatz, d.h. die Wechselwirkung und gegenseitige Beeinflussung der verschiedenen Abläufe in einem Unternehmen werden berücksichtigt. Entsprechend sollte das Qualitätsmanagement des Unternehmens ausgehend von den Zielvorgaben der Unternehmensleitung über die Einbindung der Mitarbeiterinnen und die Ausführung der Dienstleistung bis zur Entgegennahme von Kundenrückmeldungen aufgebaut sein.

Da es sich bei der DIN EN ISO 9001 um eine branchenneutrale Norm handelt, sind keine speziellen Vorgaben für das Gesundheitswesen enthalten. Es bedarf also in jedem Fall der „Übersetzung" der Norm auf die Belange des Krankenhauses. Dennoch findet die Norm in den verschiedenen Bereichen des Gesundheitswesens Anwendung und wird auch von vielen Krankenhäusern mit Erfolg genutzt.

Qualitätsmanagement-Systeme auf Basis der DIN EN ISO 9001 können zertifiziert werden, d.h. eine Zertifizierungsstelle als so genannter neutraler Dritter bestätigt – unter anderem durch eine Begutachtung vor Ort –, dass ein Unternehmen ein Qualitätsmanagement-System gemäß den Vorgaben der Norm erfolgreich eingeführt hat und betreibt. Eine Zertifizierung ist 3 Jahre gültig. Durch jährliche Überwachungsbegutachtungen wird die fortwährende Aufrechterhaltung des Systems überprüft.

3.3.2 EFQM

Das EFQM-Modell für „Excellence der European Foundation for Quality Management" (Träger des europäischen Qualitätspreises) dient der ganzheitlichen Betrachtung von Organisationen. Es wurde 1988 entwickelt und ist ein „Total Quality Management Model", das alle Bereiche eines Unternehmens umfasst. Das Modell ist ebenfalls branchenneutral und enthält keine speziellen Vorgaben für das Gesundheitswesen.

Das EFQM-Modell ist als ein Werkzeug anzusehen, das Hilfestellung für den Aufbau und die kontinuierliche Weiterentwicklung eines umfassenden **Managementsystems** gibt. Es soll helfen, eigene Stärken, Schwächen und Verbesserungspotenziale zu erkennen und die **Unternehmensstrategie** darauf auszurichten.

Grundlage des Modells sind neun Kriterien, die sich in die beiden Teile „Befähiger" und „Ergebnisse" aufteilen.

Die Befähiger-Kriterien behandeln das, was die Organisation tut, wie sie vorgeht. Die Ergebnis-Kriterien behandeln die Ergebnisse, die die Organisation erzielt. Dabei sind die Ergebnisse auf die Befähiger zurückzuführen (siehe Abb. 4. Jedes der Kriterien ist in weitere Unterkriterien aufgeteilt, sodass sich eine umfassende Bewertung der Organisation ergibt).

Abbildung 4. Kriterien des EFQM-Modells

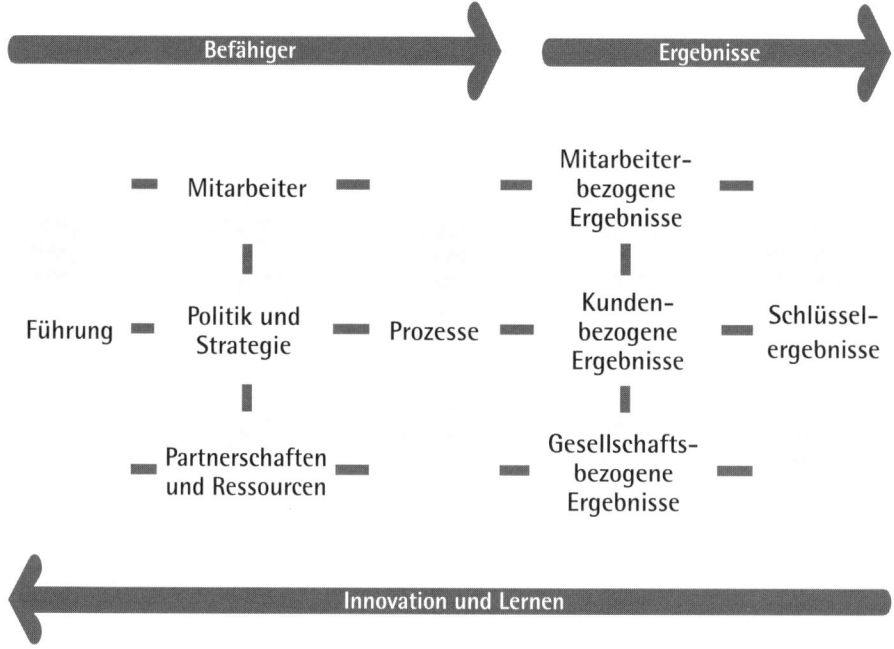

Die Bewertung des so genannten Reifegrades einer Organisation anhand des EFQM-Modells erfolgt mittels einer speziellen Systematik, in der zu den verschiedenen Kriterien Punkte vergeben werden. Die theoretisch erreichbare maximale Punktzahl liegt bei 1 000.

Bei Erreichung eines hohen Reifegrades können externe Bewertungen wichtige Impulse für die Weiterentwicklung der Organisation geben. In einem solchen Fall wäre die Teilnahme an einem der auf diesem Modell basierenden Qualitätspreise, wie dem European Quality Award oder seinem deutschen Pendant, dem Ludwig-Erhard-Preis, denkbar.

Insgesamt handelt es sich beim EFQM-Modell um das umfassendste der hier dargestellten Qualitätsmanagement-Systeme, dessen konsequente Umsetzung mit einem deutlichen Zeitaufwand verbunden ist. Erfahrungen aus Studien haben jedoch gezeigt, dass sich Unternehmen wirtschaftlich besser entwickeln (Börsenkurse, Umsätze, Gewinne, Mitarbeiterzahlen usw.), wenn sie nach Unternehmensmodellen wie dem EFQM-Modell arbeiten.

3.3.3 Kooperation für Transparenz und Qualität im Gesundheitswesen (KTQ)

Das Verfahren der Kooperation für Transparenz und Qualität im Gesundheitswesen (KTQ) ist ein gemeinsames Projekt der Spitzenverbände der gesetzlichen Krankenversicherungen, der Bundesärztekammer, des Deutschen Pflegerates und der Deutschen Krankenhausgesellschaft. Es stellt das erste Zertifizierungsverfahren im deutschen Gesundheitswesen dar, das auf die spezifischen Anforderungen von Krankenhäusern ausgelegt ist. Ziel der KTQ-Zertifizierung ist stets die Optimierung von Prozessen und Ergebnissen innerhalb der Patientenversorgung.

Zentrales Element des KTQ-Systems ist der so genannte KTQ-Katalog. In diesem sind die Kategorien zusammengestellt, die im Rahmen der Zertifizierung von Akutkrankenhäusern abgefragt werden, um Aussagen über die Qualität der Prozessabläufe in der medizinischen Versorgung treffen zu können.

Die gegenwärtig 72 Kriterien gliedern sich in folgende Kategorien:
- Patientenorientierung
- Mitarbeiterorientierung
- Sicherheit im Krankenhaus
- Informationswesen
- Krankenhausführung
- Qualitätsmanagement

Zu den Kriterien gehören jeweils Fragenpakete, mit denen sich die Leistungen eines gesamten Krankenhauses übergreifend über Berufsgruppen und Hierarchien geeignet abbilden lassen.

Das eigentliche Zertifizierungsverfahren besteht aus den beiden Schritten Selbstbewertung und Fremdbewertung. Im ersten Schritt bewertet sich das Krankenhaus zunächst selbst anhand des KTQ-Kataloges, bevor es sich dann nach entsprechender Anmeldung bei einer Zertifizierungsstelle der Fremdbewertung durch ein Visitorenteam stellt. Die Gültigkeit des erteilten Zertifikates beträgt 3 Jahre. Für die Verlängerung des Zertifikates ist eine erneute Begutachtung erforderlich.

Die Erfahrungen seit der Einführung des KTQ zeigen eine gute Akzeptanz des Verfahrens in der stationären Akutversorgung sowie spürbare Verbesserungen in den Krankenhäusern, die sich mit diesem Verfahren auseinandersetzen.

3.3.4 proCum Cert

Die proCum Cert GmbH Zertifizierungsgesellschaft ist die offizielle koordinierte Qualitätsinitiative konfessioneller Krankenhäuser, ihrer zugehörigen Krankenhausverbände und deren Wohlfahrtsverbände.

Ergänzend zum KTQ-Zertifizierungsverfahren berücksichtigt das proCum-Cert-Verfahren das spezifisch kirchliche Profil, die ethischen Kompetenzen in konfessionellen Krankenhäusern und die Verantwortung der Gesellschaft gegenüber. Die Leistungen der proCum-Cert-Zertifizierung richten sich in erster Linie an Krankenhäuser und soziale Einrichtungen in konfessioneller Trägerschaft.

Daher wurden proCum-Cert-Qualitätskriterien zu Themen erarbeitet, die kirchliche Krankenhäuser in besonderem Maße prägen und über die Anforderungen des KTQ-Kataloges hinausgehen. Dazu gehören Trägerverantwortung, Sozialkompetenz im Umgang mit Patientinnen und Mitarbeiterinnen, Spiritualität sowie Verantwortung gegenüber der Gesellschaft.

Das Zertifizierungsverfahren beinhaltet eine vollständige KTQ-Zertifizierung mit den darüber hinausgehenden zusätzlichen Kriterien von proCum Cert. Auch hier erfolgt zunächst eine Selbstbewertung durch das Krankenhaus, an die sich die Fremdbewertung durch ein Visitorenteam anschließt. Die Gültigkeit des Zertifikates beträgt ebenfalls 3 Jahre mit erneuter Begutachtung für dessen Verlängerung.

3.4 Einpassung des Qualitätsmanagement-Systems „Babyfreundliches Krankenhaus" in andere Qualitätsmanagement-Systeme

Da viele Krankenhäuser sich bereits intensiv mit dem Thema Qualitätsmanagement befasst und eigene Qualitätsmanagement-Systeme aufgebaut haben, sollen die Nahtstellen des Qualitätsmanagement-Systems *„Babyfreundliches Krankenhaus"* zu den beiden wichtigsten Systemen DIN EN ISO 9001 und KTQ an dieser Stelle kurz dargestellt werden.

Aus Gründen des besseren Überblicks erfolgt die Darstellung jeweils in Form einer Tabelle (siehe Tabellen 7 und 8), wobei die speziellen Themen des Qualitätsmanagement-Systems *„Babyfreundliches Krankenhaus"* den zugehörigen Punkten der jeweils anderen Systeme gegenübergestellt werden. Damit soll die Eingliederung des Qualitätsmanagement-Systems *„Babyfreundliches Krankenhaus"* in ein bereits vorhandenes System erleichtert werden.

Tabelle 7. Gegenüberstellung der QM-Systeme DIN EN ISO 9001 und „Babyfreundliches Krankenhaus"

DIN EN ISO 9001	„Babyfreundliches Krankenhaus"
Kap. 4 Qualitätsmanagement-System 4.2.3 Lenkung von Dokumenten	spez. Informationsmaterial, Stillrichtlinien
Kap. 5 Verantwortung der Leitung 5.3 Qualitätspolitik	Stillpolitik
5.5.1 Verantwortung und Befugnis	Stillbeauftragte
5.5.2 Beauftragter der obersten Leitung	Prozesskoordinatorin (kann auch Stillbeauftragte sein)
5.5.3 Interne Kommunikation	Fallbesprechungen, „Stillkonferenzen"
Kap. 6 Management von Ressourcen 6.2 Personelle Ressourcen	Vorgaben zur Mindestqualifikation in Theorie und Praxis; weitere Fortbildungen, Schulungs-Curricula
6.4 Arbeitsumgebung	„Rooming-In", „Stillcafé"
Kap. 7 Dienstleistungserbringung 7.2.3 Kommunikation mit den Kundinnen	Informationsveranstaltungen, präpartales Stillgespräch, Entlassungsgespräch, Gesprächsleitfäden, Informationsmaterial
7.4 Beschaffung	Beschaffung von Muttermilchersatzprodukten und Ausstattung (Sauger, Flaschen usw.)
7.5.1 Lenkung der Dienstleistungserbringung	Stillrichtlinien, Umgang mit den Frauen und ihren Babys, Vorgaben zum Stillen und zum Verzicht auf Muttermilchersatzprodukte, Nachbetreuungsangebote
7.5.1 Kennzeichnung und Rückverfolgbarkeit	Dokumentation über durchgeführte Unterweisungen, Patientendokumentation
Kap. 8 Messung, Analyse und Verbesserung 8.4 Datenanalyse	Stillstatistik nach den Vorgaben der WHO/UNICEF-Initiative, Quote unterwiesener Frauen, bereitgestellte Portionen Babynahrung
8.5 Verbesserung	Qualitätszirkel

Tabelle 8. Gegenüberstellung der QM-Systeme KTQ und „Babyfreundliches Krankenhaus"

KTQ (Version 5.0)	„Babyfreundliches Krankenhaus"

1 Patientenorientierung im Krankenhaus
   1.3.1 Durchführung einer hochwertigen und umfassenden Behandlung
   1.3.4 Patientenorientierung während der Behandlung: Ernährung
	Umgang mit den Frauen und ihren Babys, Vorgaben zum Stillen und zum Verzicht auf Muttermilchersatzprodukte

1.3.2 Anwendung von Leitlinien	Stillrichtlinien
1.3.3 Patientenorientierung während der Behandlung	„Rooming-In", „Stillcafé"
1.3.3 Patientenorientierung während der Behandlung	präpartales Stillgespräch, Gesprächsleitfäden, Informationsmaterial
1.3.7 Kooperation mit allen Beteiligten der Patientenversorgung	Fallbesprechungen, „Stillkonferenzen"
1.4.3 Sicherstellung einer kontinuierlichen Weiterbetreuung	Entlassungsgespräch, Nachbetreuungsangebote

2 Sicherstellung der Mitarbeiterorientierung
   2.2.3 Fort- und Weiterbildung
   2.2.5 Verfügbarkeit von Fort- und Weiterbildungsmedien
   2.3.3 Einarbeitung von Mitarbeitern
	Vorgaben zur Mindestqualifikation in Theorie und Praxis; weitere Fortbildungen, Schulungs-Curricula

2.3.4 Umgang mit Mitarbeiterideen, Mitarbeiterwünschen und Mitarbeiterbeschwerden	Qualitätszirkel
2.2.2 Festlegung der Qualifikation 5 Krankenhausführung 5.2.2 Festlegung Organisationsstruktur	Stillbeauftragte/Prozesskoordinatorin
3 Sicherheit im Krankenhaus 3.3.1 Bereitstellung von Arzneimitteln, Blut und Blutprodukten sowie Medizinprodukten	Beschaffung von Muttermilchersatzprodukten und Ausstattung (Sauger, Flaschen usw.)
4 Informationswesen 4.1.1 Regelung zur Führung, Dokumentation und Archivierung von Patientendaten	Dokumentation über durchgeführte Unterweisungen, Patientendokumentation
4.2.3 Information der Öffentlichkeit	Informationsveranstaltungen
5 Krankenhausführung 5.1.1 Entwicklung eines Leitbildes	Stillpolitik
6 Qualitätsmanagement 6.3 Sammlung und Analyse qualitätsrelevanter Daten	Stillstatistik nach den Vorgaben der WHO/UNICEF-Initiative, Quote unterwiesener Frauen, bereitgestellte Portionen Babynahrung

3.5 Erläuternde Texte

Die folgenden Texte erläutern die verschiedenen Elemente des Qualitätsmanagement-Systems für *„Babyfreundliche Krankenhäuser"*.

Dem Qualitätsmanagement-Profi soll damit ein Überblick gegeben werden, welche speziellen Elemente für das *„Babyfreundliche Krankenhaus"* in ein bestehendes Qualitätsmanagement-System aufgenommen werden müssen.

Dem Qualitätsmanagement-Anfänger sollen durch die Erklärungen die Grundzüge eines Qualitätsmanagement-Systems und deren Nutzung im Rahmen des *„Babyfreundlichen Krankenhauses"* nähergebracht werden.

Die Reihenfolge der erläuternden Texte orientiert sich an der Gliederung der DIN EN ISO 9001. Die im vorigen Kapitel dargestellte Zuordnungstabelle (Tabelle 8) kann dem eher KTQ-Erfahrenen bei der leichteren Orientierung dienlich sein.

3.5.1 Umgang mit Dokumenten

Worum geht es?
Unter Dokumenten werden im Qualitätsmanagement alle schriftlichen Vorgaben verstanden, die festlegen, wie bestimmte Tätigkeiten auszuführen sind. Im weiteren Sinne gehören dazu auch Flyer mit Patienteninformationen, Formularvordrucke, Checklisten usw., die zur Information oder zur Dokumentation verwendet werden.

Dokumente umfassen damit sowohl interne Regelungen wie z. B. Stillrichtlinien, Gesprächsleitfäden für Informationsgespräche als auch schriftliche Informationen, die an Patientinnen herausgegeben werden. Beispiele hierfür sind „Stillbroschüren", Stillflyer, „Vater-Mutter-Kind-Broschüren" und anderes Informationsmaterial.

Durch den geregelten Umgang mit diesen Dokumenten (im Qualitätsmanagement-Jargon auch als „Dokumentenlenkung" bezeichnet) soll nun Verschiedenes sichergestellt werden. Zunächst sind alle benötigten Dokumente möglichst nach einem einheitlichen Schema zu erstellen (Aussehen, Aufbau, Schriftart usw.). Darüber hinaus wird über eine Freigabeprozedur sichergestellt, dass nur offizielle Dokumente im Umlauf sind. Die Verteilung der Dokumente an die verschiedenen (Arbeits-)Plätze, ihre Aktualisierung bei Änderungen bzw. ihr Zurückziehen bei Ungültigkeit gehören zum geregelten Umgang im Sinne des Qualitätsmanagement-Systems.

Worin liegt der Nutzen?

Ziel des geregelten Umgangs mit Dokumenten ist es insbesondere dafür zu sorgen, dass alle relevanten schriftlichen Vorgaben und Informationen stets aktuell an den erforderlichen (Arbeits-)Plätzen verfügbar sind und durch eine dafür beauftragte Mitarbeiterin auf Stand gehalten werden.

Alle Mitarbeiterinnen können sich dann darauf verlassen, dass alle von ihnen für die tägliche Arbeit benötigten Formulare, Checklisten usw. immer aktuell sind und bei Bedarf nach einem festgelegten System überarbeitet und neu verteilt werden.

Auch für die an Patientinnen herausgegebenen Informationsmaterialien spielt die regelmäßige Aktualisierung eine wichtige Rolle. Es wird damit verhindert, dass ungültige oder veraltete Informationen versehentlich verteilt werden.

Wie funktioniert es?

Zunächst sollte ein Krankenhaus, das „babyfreundlich" werden möchte und hierfür ein Qualitätsmanagement-System aufbaut, eine Übersicht über die vorhandenen Dokumente gewinnen. Dabei spielt es keine Rolle, ob die Dokumente ausschließlich in der EDV geführt werden, oder ob sie auch in Papierform vorhanden sind. Eine einfache Auflistung, ggf. in alphabetischer Reihenfolge, genügt hier für den Anfang (siehe auch Kapitel 2.4.3 „Vom Jagen und Sammeln", S. 46).

Im nächsten Schritt sollte zur Vereinfachung eine einheitliche Gestaltung der Dokumente festgelegt werden. Hilfreich sind hier Vorlagen, die an allgemein zugänglicher Stelle auf dem PC(-Netzwerk) abgelegt sind und für die Erstellung neuer Dokumente verpflichtend zu verwenden sind. Bereits vorhandene Dokumente sollten dann nach und nach in die neue einheitliche Form überführt werden.

Um den Umgang mit den Dokumenten im Sinne der „Lenkung" zu erleichtern, sollten ein paar Dinge bei der Gestaltung der Vorlagen beachtet werden.

Zunächst empfiehlt sich eine eindeutige Zuordnung zum Krankenhaus bzw. der Abteilung. Dies wird üblicherweise durch den Namen und/oder das Logo des Hauses im Kopf des Dokuments bewerkstelligt. Außerdem sollte jedes Dokument folgende Informationen enthalten:

- einen eindeutigen Namen (häufig auch im Kopf des Dokuments zu finden und möglichst so gewählt, dass sich sofort erkennen lässt, worum es sich bei dem Dokument handelt).
- eine Angabe der Seitenzahl und der Gesamtseitenzahl bei mehrseitigen Dokumenten
- eine Angabe zum Ausgabestand als Datum und/oder Versionsnummer
- Angaben für die Freigabeprozedur (z. B. Informationen über den Ersteller des Dokuments und ein Prüfungs- und Freigabevermerk.

Zur leichteren Auffindbarkeit auf dem PC kann die zusätzliche Angabe des Dateinamens hilfreich sein. Ein Beispiel für einen Dokumentenkopf und -fuß findet sich in Abbildung 5.

Abbildung 5. Beispiel für einen Dokumentenkopf und -fuß.

Muster-Klinik Abteilung für Gynäkologie und Geburtshilfe			Logo
Stellenbeschreibung Stillkoordinatorin			
Erstellt: Frau Muster	Geprüft: Fr. Prüfer	Freigegeben:	Dr. Beispiel
Datei und Stand: Stellenbeschreibung Stillkoordinatorin 2008-11-10			Seite 80 von 144

Um zu gewährleisten, dass nur offiziell freigegebene Dokumente im Umlauf sind, erfolgt nach der Erstellung eines neuen oder nach der Änderung eines bestehenden Dokumentes die Freigabeprozedur.

Zunächst erfolgt die Prüfung auf fachliche Richtigkeit durch eine geeignete Person, die dies beurteilen kann und idealerweise nicht unmittelbar an der Erstellung der Dokumente beteiligt war. Dieses Vier-Augen-Prinzip soll eine Überprüfung vor der Freigabe für die Verwendung gewährleistet werden, um fehlerhafte Dokumente im Vorfeld zu vermeiden.

Die eigentliche Freigabe erfolgt dann üblicherweise durch eine/n Vorgesetzte/n, z. B. die Abteilungsleitung. Erstellung, Prüfung und Freigabe sollten auf den Dokumenten ersichtlich sein. Insbesondere die Freigabe wird häufig durch Unterschrift kenntlich gemacht. Handelt es sich um eine rein EDV-geführte Dokumentation, kann hier auch ein anderer Weg der Freigabe gewählt werden (z. B. Verschieben in ein spezielles Verzeichnis, zu dem nur die Abteilungsleitung Schreibzugriff hat).

Die Verteilung gültiger und freigegebener Dokumente an die verschiedenen Arbeitsplätze erfolgt entweder über das EDV-Netzwerk oder in Papierform. Auch Mischformen sind häufig anzutreffen (z. B. übergeordnete Regelungen in der EDV, Arbeitsplatzbezogene Regelungen, Formulare und Checklisten auf Papier direkt an den Plätzen). Beide Methoden haben sowohl Vor- als auch Nachteile, sodass sich hier keine generelle Empfehlung abgeben lässt.

Für die EDV spricht in jedem Fall der Verzicht auf „Papierkrieg" und die Möglichkeit der Suche durch ganze EDV-Ordner per Suchfunktion. Als Nachteil steht dem gegenüber, dass die Nutzung der EDV für viele Mitarbeiterinnen auch heute noch eine Hürde darstellt, wodurch für sie der Einblick in die vorhandenen Dokumente erschwert wird. Außerdem ist es natürlich von der EDV-Ausstattung eines Hauses abhängig, ob eine rein EDV-basierte Dokumentation des Qualitätsmanagement-Systems überhaupt Sinn hat.

Um im Dschungel der Qualitätsmanagement-Dokumente nicht den Überblick zu verlieren, hat sich eine Auflistung in Form einer Dokumentenübersicht (siehe Anhang

„Übersicht Qualitätsmanagement-Dokumente") sehr bewährt. Diese Liste kann die Dokumente in alphabetischer Reihenfolge oder in einer anderen Art der Gliederung enthalten. Auch eine bereichsweise Gliederung oder eine Aufteilung nach Dokumenten-Arten – z. B. interne Richtlinien, Arbeitsanweisungen, Formulare, Patienteninformationen – hat sich bewährt.

Für die intern erstellten Dokumente wie z. B. die Stillrichtlinien sind diese Freigabeprozedur und die Aufnahme in die Dokumentenübersicht in der Regel einfach zu bewerkstelligen. Schwieriger wird es bei Dokumenten aus externen Quellen, wie z. B. bei Informationsmaterialien für Patientinnen. Um auch hier sicherzustellen, dass nur diejenigen Flyer ausgegeben werden, die zur Förderung des Stillgedankens erwünscht sind, sollten diese „freigegebenen" Informationsmaterialien ebenfalls in einer Übersicht zusammengefasst werden bzw. in einem gesonderten Abschnitt der Dokumentenliste aufgeführt werden.

Schließlich ist es zur Erleichterung der Übersicht bei der Verteilung von Dokumenten an verschiedene (Arbeits-)Plätze hilfreich, die Ablageorte (z. B. welche Stillbroschüren sollen in welchem Raum auslegen) mit in den Dokumentenlisten aufzuführen (siehe Anhang „Übersicht Qualitätsmanagement-Dokumente").

Woran muss gedacht werden?
Bei der Erstellung von Dokumentenvorlagen für Ihre Abteilung sollten sie ggf. Rücksprache mit der zentralen Verwaltung Ihres Krankenhauses nehmen. Möglicherweise existieren bereits Vorgaben für die Gestaltung von Dokumenten, an die Sie sich zu halten haben.

Sofern Dokumente nur in der EDV zur Verfügung gestellt werden, ist unbedingt darauf zu achten, dass auch alle Mitarbeiterinnen an den entsprechenden Arbeitsplätzen Zugang zur EDV haben. Außerdem muss die Ablage der Dateien in der EDV einen leichten Zugriff gewährleisten, um unnötiges Suchen zu vermeiden. Wichtig ist in jedem Fall, dass es den Mitarbeiterinnen möglich sein muss, ohne Probleme die gültigen Regelungen des Qualitätsmanagement-Systems einzusehen.

Auch Informationsmaterialien und andere Dokumente (z. B. Patientenaufnahmebögen), die an Patientinnen ausgegeben werden, sollten dem geregelten Umgang mit

Dokumenten unterliegen. Um hier den aktuellen Stand erkennbar zu machen, hat sich das Eindrucken der entsprechenden Informationen (z. B. Dokumentenname und Ausgabestand) in kleiner Schrift an unauffälliger Stelle sehr bewährt.

Insbesondere interne Regelungen wie Stillrichtlinien sollten in regelmäßigen Abständen auf Richtigkeit und Vollständigkeit überprüft werden. Dies kann z. B. durch jährliche Durchsicht aller relevanten Dokumente durch die Stillkoordinatorin geschehen. Hilfreich kann es hierbei sein, ein „Verfallsdatum" direkt mit auf den Dokumenten zu verzeichnen, um sicherzustellen, dass nach Ablauf der „Haltbarkeit" eine Überprüfung und Neuausgabe mit neuem „Haltbarkeitsdatum" erfolgt.

3.5.2 Umgang mit Aufzeichnungen
Worum geht es?
Unter Aufzeichnungen versteht man im Qualitätsmanagement Akteneinträge, Notizen, ausgefüllte Checklisten oder Formulare und allerlei andere (hand-)schriftliche Vermerke. Diese lassen erkennen, dass eine Tätigkeit in einer bestimmten Art und Weise durchgeführt wurde.

Die wichtigste Aufzeichnung im Krankenhaus ist die Patientenakte mit allen zugehörigen Befunden und Berichten.

Ergänzend sind für das *„Babyfreundliche Krankenhaus"* aber auch andere Aufzeichnungen als Nachweis über die Anwendung der Richtlinien zur Stillförderung erforderlich. Hierzu zählen beispielsweise Protokolle über durchgeführte interne Schulungen zur Stillförderung oder ausgefüllte Checklisten über strukturierte Informationsgespräche mit werdenden Müttern.

Im Rahmen des Qualitätsmanagements geht es nun insbesondere darum, festzulegen, wann welche Aufzeichnungen anzufertigen sind. Zusätzlich sollte geregelt werden, wie zu dokumentieren ist. Reicht ein handschriftlicher Vermerk aus, ist ein Protokoll auf dem PC zu schreiben oder sind Eintragungen in einer speziellen Form erforderlich (z. B. auf einem Formular oder in einer EDV-Maske)? Weiterhin gilt es, die Ablage der verschiedenen Aufzeichnungen zu klären. Es muss sichergestellt sein, dass keine Aufzeichnungen beschädigt werden oder verloren gehen. Schließlich sollten Festlegungen darüber getroffen werden, wie lange die jeweiligen Aufzeichnungen aufzubewahren sind und wie sie nach Ablauf dieser Frist zu vernichten sind. Natürlich gelten alle diese Überlegungen auch für Aufzeichnungen, die in der EDV geführt werden. Hier ist der Datensicherung besondere Aufmerksamkeit zu widmen.

Worin liegt der Nutzen?
Über sorgfältig geführte Aufzeichnungen lassen sich die Abläufe in Diagnostik und Therapie jederzeit vollständig nachvollziehen. Dies vermeidet unnötige Rückfragen im Umgang mit den Patientinnen und bei allgemeinen Verwaltungsabläufen. Dies hilft, Fehler und Doppelarbeit zu vermeiden.

Zusätzlich erleichtert ein sinnvolles Ablagesystem für die verschiedenen Protokolle, Notizen und andere Aufzeichnungen die tägliche Arbeit. Langwieriges Suchen wird durch Ordnung im Papierwust vermieden.

Für das Gutachten zum *„Babyfreundlichen Krankenhaus"* dienen die verschiedenen Aufzeichnungen darüber hinaus als Nachweis über die Einhaltung der Regelungen zur Stillförderung. Daher sind sauber geführte Aufzeichnungen eine wesentliche Grundlage für ein erfolgreiches Gutachten.

Wie funktioniert es?
In der ärztlichen und pflegerischen Arbeit fallen bereits ein Vielzahl von Aufzeichnungen an, die auf verschiedene Weise papiergestützt oder in der EDV zu führen sind. Macht sich ein Krankenhaus auf den Weg zum Aufbau eines Qualitätsmanagement-Systems im Sinne des *„Babyfreundliches Krankenhauses"*, gilt es zunächst, einen Überblick über die vorhandenen Regelungen zum Führen von Aufzeichnungen zu gewinnen.

Welche Formulare werden auf Papier oder in der EDV bereits verwendet? Wer muss wann und wie dokumentieren? Wie und wo werden diese Dinge aufbewahrt?

Möglicherweise entdeckt man schon bei diesem Schritt unnötige Doppelablagen oder zu komplizierte Ablagesysteme, die im Rahmen des Qualitätsmanagement-Systems optimiert werden können.

Anschließend sollte überprüft werden, welche Aufzeichnungen für den Nachweis der Arbeit im Sinne der Stillförderung ergänzend erforderlich sind. Hierzu gehören z. B. Protokolle über Gespräche zur Stillförderung.

Im Rahmen der Erstellung der internen Regeln zur Stillförderung und zu anderen Abläufen der Abteilung sollte dann schriftlich festgelegt werden, welche Aufzeichnungen auf welche Art zu führen sind. Insbesondere ist dabei auf vorhandene Formulare (z. B. Protokollvordrucke oder Checklisten) zu verweisen. Selbstverständlich sollten diese dann an den entsprechenden Arbeitsplätzen verfügbar sein oder über die EDV leicht ausgedruckt werden können.

Ergänzende Regelungen können in einer allgemeinen Anweisung zum Führen von Aufzeichnungen festgelegt werden. Hierzu gehören Vorgaben für die Korrektur handschriftlicher Aufzeichnungen (z. B. Fehler lesbar durchstreichen und korrekten Wert daneben schreiben; keine Korrekturflüssigkeiten verwenden) und für den Nachweis, von wem welche Aufzeichnungen stammen (z. B. immer mit Namenskürzel und – wo erforderlich – mit Datum abzeichnen).

Um den Überblick über die verschiedenen Aufzeichnungen zu erleichtern, hat sich eine Übersichtsliste bewährt. In einer solchen Liste sollte aufgeführt werden, wo welche Dokumente abgelegt sind (im Sinne einer Aktenordnung) und welche Person für die Vollständigkeit und Richtigkeit der entsprechenden Aufzeichnungen verantwortlich ist. Ergänzend sollte in dieser Liste die Aufbewahrungsfrist verzeichnet sein, damit sich nachvollziehen lässt, ab wann etwas vernichtet werden darf (siehe Tabelle 9).

Tabelle 9. Übersichtsliste der Aufzeichnungen im Rahmen des Qualitätsmanagements

Name der Aufzeichnung	Verantw. Erstellung	Verantw. Ablage	Aufbewahrung	Ablageort	Bemerkung
Protokolle Teamsitzung	Protokollführer	Stillkoordinatorin	5 Jahre	Ordner „Team"	
Schulungsplan	Stillkoordinatorin	Stillkoordinatorin	2 Jahre	Ordner „Personal"	
Schulungsnachweise (Zertifikate usw.)	Schulungs-Anbieter	Stillkoordinatorin	2 Jahre	Kopie im Ordner „Personal"	ab Ausscheiden des Mitarbeiters
...	...	...	...	...	...

Woran muss gedacht werden?
Bei der Festlegung der Aufbewahrungsfrist für Aufzeichnungen sind in jedem Fall die gesetzlich festgelegten Aufbewahrungsfristen für ärztliche Unterlagen zu beachten. Um hier einen Überblick zu bewahren, kann eine Aufstellung der Aufbewahrungsfristen in Form einer Liste eine große Hilfe sein.

3.5.3   Leitbild / Stillpolitik und Ziele
Worum geht es?
In diesem Abschnitt geht es um das Leitbild, das die Grundsätze der Abteilung im Umgang mit den Schwangeren und den entbundenen Frauen in schriftlicher Form niederlegt. Es enthält die wesentlichen Werte und Ziele, die für die Arbeit festgelegt wurden. Im Sinne einer „Stillpolitik" betont das Leitbild die Grundsätze der Stillförderung und die Prinzipien des *„Babyfreundlichen Krankenhauses"*.

Darüber hinaus geht es um die Festlegung konkret messbarer Ziele, an deren Erreichung die Leistungsfähigkeit im Sinne des *„Babyfreundlichen Krankenhauses"* abgelesen werden kann.

Während die konkret messbaren Ziele für die interne Nutzung vorgesehen sind, sollte das Leitbild in geeigneter Form veröffentlicht werden, um den Schwangeren und allen Mitarbeiterinnen die spezielle Ausrichtung des Hauses zu verdeutlichen.

Worin liegt der Nutzen?

Das Leitbild mit Stillpolitik dient den an der Klinik interessierten Frauen und auch den in die Klinik aufgenommenen Schwangeren und ihren Angehörigen als Orientierung über die spezielle babyfreundliche Ausrichtung des Hauses. Damit kann schon vor der Aufnahme der Frauen ein Beitrag zur Vermeidung von Missverständnissen geleistet werden. Je deutlicher die spezielle Ausrichtung des Hauses vermittelt wird, desto geringer ist die Gefahr, dass sich Schwangere nach der Aufnahme in die Klinik durch die „aktive Bewerbung" der Stillförderung gestört fühlen.

Ein zweiter Nutzen besteht in der Wirkung des Leitbildes nach innen. Für die Mitarbeiterinnen der Abteilung stellt das Leitbild eine Selbstverpflichtung auf das babyfreundliche Handeln dar. Es ist damit der schriftlich fixierte Leitstern, an dem sich die tägliche Arbeit messen lassen muss.

Schließlich kann das Leitbild auch für die Einstellung und Einarbeitung neuer Mitarbeiterinnen nützlich sein. Das Herausstellen der besonderen Ausrichtung als „Babyfreundliches Krankenhaus" dient der neuen Mitarbeiterin schon vor Arbeitsaufnahme zur Orientierung über die wesentlichen Grundsätze der Abteilung.

Wie funktioniert es?

Für die Erstellung eines Leitbildes mit Stillpolitik für die Abteilung Gynäkologie und Geburtshilfe ist in der Regel die Lenkungsgruppe oder der Qualitätszirkel verantwortlich. Da die Erarbeitung eines Leitbildes ein umfangreicher Prozess sein kann, ist eine geeignete Moderation erforderlich (siehe Abschnitt 2.3.2 „Die Lenkungsgruppe").

Im nächsten Schritt sollten dann die Festlegungen der WHO/UNICEF-Initiative durchgesehen werden, um sicherzustellen, dass das fertig formulierte Leitbild alle wesentlichen Grundsätze beinhaltet und auch keinen Grundsätzen widerspricht.

Für die Erstellung des Leitbildes kann die Orientierung an Leitbildern anderer Krankenhäuser durchaus hilfreich sein. Es sei aber ausdrücklich davor gewarnt, das Leitbild eines anderen Hauses eins zu eins zu übernehmen. Einerseits ist das Leitbild sehr spezifisch für das Haus oder die Abteilung. Andererseits ist es peinlich, wenn Patienten zufällig entdecken, wo das Leitbild abgeschrieben wurde und daraus folgern, dass das Haus kein eigenes Profil hat und „auch nicht anders ist als die Anderen".

Ein Leitbild sollte „tragfähig" sein, d.h. möglichst viele Mitarbeiter sollten sich mit „ihrem" Leitbild identifizieren können. Es ist daher wenig empfehlenswert, ein Leitbild nur von Führungskräften oder der Abteilungsleitung erstellen zu lassen. Sinnvoller ist es, den Entwurf des Leitbildes in einem Abstimmungsprozess auch den Mitarbeiterinnen zur Kommentierung zur Verfügung zu stellen. Finden Mitarbeiter eine von ihnen eingebrachte Formulierung im Leitbild wieder, steigt die Identifikation mit dem Leitbild erheblich (nach dem Motto: „Und diese schöne Formulierung habe ich eingebracht!").

Bei der Erstellung des Leitbildes sollte darauf geachtet werden, knappe, gut lesbare und verständlich formulierte Sätze zu verwenden. Diese haben üblicherweise mehr Wirkung als verschachtelte philosophische Abhandlungen. Darüber hinaus muss unbedingt daran gedacht werden, an wen sich das Leitbild richtet. Soll es seine Funktion erfüllen, müssen es auch die Frauen und ihre Angehörigen verstehen können. Daher sollte auf medizinische Fachbegriffe weitgehend verzichtet werden.

Das Leitbild sollte alle wesentlichen Maßnahmen enthalten, die in der Klinik im Sinne der Babyfreundlichkeit unternommen werden. Dies kann den weitgehenden Verzicht auf Muttermilchersatzprodukte, das Rooming-In, die Zugangsmöglichkeiten von Vätern und Angehörigen oder die kontinuierliche Weiterbildung der Mitarbeiterinnen und den Teamgedanken betreffen.

Neben dem Stillgedanken kann das familienzentrierte Arbeiten zur Förderung der Bindung innerhalb der Familie ein zentraler Aspekt des Leitbildes sein. Es hat sich gezeigt, dass durch die Schaffung eines geeigneten familienfreundlichen Rahmens innerhalb der Klinik die Bereitschaft der Frauen zum Stillen erhöht und damit indirekt das Stillen gefördert wird.

Folgende Fragen sollten sich aus dem Leitbild beantworten lassen:
- Wer sind wir?
- Was machen wir?
- Was ist uns (besonders) wichtig?
- Was wollen wir erreichen?

Nach der Erstellung des Leitbildes sollte es öffentlich zugänglich gemacht werden. Dafür eignen sich alle Medien, zu denen die Schwangeren, ihre Angehörigen und die Mitarbeiterinnen Zugang haben (z. B. Broschüren, Informationsblätter, Aushänge, Homepage im Internet).

Selbstverständlich ist auch ein Leitbild nicht starr und für die Ewigkeit gemacht. Daher sollte man ruhig den Mut haben, es von Zeit zu Zeit auf den Prüfstand zu stellen und sich zu fragen, ob es noch stimmig ist. Erforderliche Änderungen sollten in ähnlicher Weise erarbeitet werden wie die Erstfassung. Auch hier kann eine Arbeitsgruppe gute Dienste leisten.

Ist das Leitbild erarbeitet, sollte es durch separat festgelegte, möglichst messbare Ziele untermauert werden. Diese Ziele geben ausschließlich interne Vorgaben und sind nicht für Externe bestimmt. Für die Festlegung messbarer Ziele sollte man sich fragen, was messbare Erfolge im Sinne des Leitbildes wären.

Ist im Leitbild beispielsweise eine Aussage zur Zufriedenheit der Schwangeren enthalten, stellt sich die Frage, woran diese gemessen wird. Ein Mittel wäre hier eine Befragung. Ein zugehöriges messbares Ziel könnte lauten: „Gesamtzufriedenheit der Schwangeren mit unserer Klinik mindestens 2,0 nach Schulnoten".

In ähnlicher Weise sollten auch Ziele festgelegt werden, die sich konkret auf die Aspekte des *„Babyfreundlichen Krankenhauses"* beziehen. Ein wesentlicher Punkt ist hier die Stillquote. Um das Gutachten *„Babyfreundliches Krankenhaus"* bestehen zu können, muss die Quote ausschließlich stillender Mütter mindestens 80 % betragen. Weitere Punkte können die Anzahl abgegebener Portionen Babynahrung oder auch die Anzahl durchgeführter Stillgruppen sein.

Bei der Zusammenstellung messbarer Ziele sollte darauf geachtet werden, dass zu Beginn keine zu große Anzahl von Zielen festgelegt wird. Es ist deutlich sinnvoller, eine Handvoll relevanter Ziele konsequent zu verfolgen und durch geeignete Auswertungen deren Erreichung zu dokumentieren, als zwei Dutzend mehr oder weniger beliebige Ziele, die niemand wirklich verfolgt und die keine Aussagekraft haben.

Wichtig bei der Definition messbarer Ziele ist auch, sich darüber Gedanken zu machen, wie, wie oft und durch wen die Erreichung der Ziele überprüft werden soll. Handelt es sich um Größen, die durch einfaches Zählen ermittelt werden können (z. B. Anzahl durchgeführter Informationsveranstaltungen im abgelaufenen Halbjahr), hat man es recht einfach. Schwieriger wird es dagegen bei Zielen, für die erst noch ein „Messinstrument" erarbeitet werden muss (z. B. Fragebogen zur Erhebung der Zufriedenheit).

Insbesondere zu Beginn der Arbeit mit Zielen sollte man dies berücksichtigen, um sich keine Mehrarbeit aufzuladen, die durch den Nutzen nicht aufgewogen wird. Ist jedoch ein funktionierendes System von Zielen etabliert, stehen stets aktuelle Informationen über die Leistungsfähigkeit der Abteilung im Sinne von Zahlen, Daten und Fakten zur Verfügung.

Die regelmäßige Auswertung der Zielerreichung und deren Darstellung z. B. in grafischer Form gibt damit Auskunft darüber, ob die Abteilung im Sinne des *„Babyfreundlichen Krankenhauses"* auf dem richtigen Kurs ist. Damit werden auch Schwachstellen erkennbar, für die Verbesserungen umgesetzt werden sollten.

Die genannten Auswertungen sollten einer Mitarbeiterin übertragen werden, die sich schwerpunktmäßig um das Thema *„Babyfreundliches Krankenhaus"* kümmert. Ideal ist es daher, mit dieser Aufgabe die Prozesskoordinatorin oder eine Stillbeauftragte zu betrauen.

Woran muss gedacht werden?
Sofern eine Klinik bereits in einem übergeordneten Rahmen ein Leitbild, Leitsätze, eine Qualitätspolitik oder eine anderweitig benannte Aufzählung ihrer wesentlichen Grundsätze erarbeitet und veröffentlicht hat, muss diese natürlich bei der Erstellung des Leitbildes der Abteilung Gynäkologie und Geburtshilfe berücksichtigt werden.

Damit kann die ungünstige Situation vermieden werden, dass zwei abweichende Leitbilder parallel unter einem Krankenhausdach existieren. Eine Dopplung von Leitbildern könnte einerseits bei den Patienten zu Verwirrung führen („Wieso gelten in dieser Abteilung andere Grundsätze als im Rest des Hauses?"). Andererseits wäre auch die Orientierung für die Mitarbeiterinnen unklar.

Bei der Formulierung des Leitbildes sollte darauf geachtet werden, keine ausgrenzenden Formulierungen zu benutzen. Es ist sinnvoller, Formulierungen zu wählen, die möglichst viele Frauen ansprechen, als ausschließlich auf die Förderung des Stillens abzuheben. Anderenfalls könnten Frauen und Familien von der Klinik abgeschreckt werden, die eigentlich im Hause gut betreut werden würden.

3.5.4 Aufgaben und Verantwortlichkeiten
Worum geht es?
Durch eine transparente Zuordnung aller Aufgaben und Verantwortlichkeiten soll gewährleistet werden, dass alle Stellen der Abteilung Gynäkologie und Geburtshilfe mit entsprechend qualifizierten Mitarbeiterinnen in erforderlichem Umfang besetzt sind. Zusätzlich soll für eine weitgehend überschneidungsfreie Zuordnung der Aufgaben gesorgt werden und für alle wesentlichen Positionen eine geeignete Stellvertretung gewährleistet werden.

Zur Umsetzung der Grundsätze des *„Babyfreundlichen Krankenhauses"* und damit zur Erlangung der zugehörigen Auszeichnung sind spezielle Aufgaben und Verantwortlichkeiten zu vergeben, die über die üblichen Aufgaben und Verantwortlichkeiten einer Abteilung für Gynäkologie und Geburtshilfe hinausgehen.

Über Stellenbeschreibungen und ggf. eine zusätzliche grafische Darstellung in Form eines Organigramms werden die Aufgaben und Verantwortlichkeiten einschließlich der Über- und Unterstellungen sowie der Vertretungssituation eindeutig geregelt und die erforderliche Qualifikation für die verschiedenen Stellen festgelegt.

Worin liegt der Nutzen?
Für die Mitarbeiterinnen besteht der Nutzen der klaren Definition der Aufgabengebiete darin, dass Unsicherheiten hinsichtlich der Zuständigkeiten vermieden werden

und auch die Grenzen des eigenen Verantwortungsbereiches möglichst klar definiert sind. Damit können Unklarheiten ausgeschlossen und unnötige Rückversicherungen bei Vorgesetzten vermieden werden.

Für das Krankenhaus lässt sich über eine transparente Darstellung der Aufgaben und Verantwortlichkeiten sicherstellen, dass alle wesentlichen Aufgabenbereiche definiert sind und mit entsprechend qualifizierten Mitarbeiterinnen besetzt werden können. Zusätzlich gibt die klare Festlegung der Vertretungssituation auch beim Ausfall wesentlicher Mitarbeiterinnen eine eindeutige Richtschnur vor und vermeidet Unklarheiten.

Schließlich erleichtert die Festlegung der Aufgaben und Verantwortlichkeiten in Stellenbeschreibungen die Neubesetzung von Stellen beim Ausscheiden einer Mitarbeiterin und bieten darüber hinaus eine Orientierung für die Ermittlung des Bedarfs an Schulungen, da die Qualifikationsanforderungen einer Stelle dann leichter mit dem Qualifikationsprofil der Mitarbeiterin abgeglichen werden kann.

Wie funktioniert es?
Die Festlegung der Aufgaben und der erforderlichen Qualifikationen für die verschiedenen Stellen erfolgt üblicherweise in Stellenbeschreibungen (siehe Anhang Stellenbeschreibung „Stillbeauftragte"). Diese können entweder direkt für die verschiedenen Mitarbeiterinnen erstellt werden (personenbezogene Stellenbeschreibung) oder sich auf die Stelle beziehen (z. B. „Hebamme"). Die Zuordnung erfolgt dann über eine Zuordnungsmatrix oder über die Arbeitsverträge.

Ergänzend zu den im Beispiel (siehe Anhang Stellenbeschreibung „Stillbeauftragte") enthaltenen Punkten können weitere Themen in einer Stellenbeschreibung enthalten sein. Hierzu gehören häufig die finanzielle Eingruppierung der Stelle sowie eine Festlegung zum „Ziel der Stelle". Damit soll ergänzend zu der Auflistung der Aufgaben deutlich gemacht werden, welches generelle Ziel mit der Stelle verfolgt wird.

Schließlich ist die Stellenbeschreibung von der Stelleninhaberin und ihrer Vorgesetzten zu unterschreiben. Ein Exemplar verbleibt bei der Stelleninhaberin, ein Exemplar wird in der Personalakte archiviert.

Sofern möglich, sollten sowohl die Aufgaben als auch die Befugnisse der Stelleninhaberin so klar wie möglich umrissen werden. Um sich vor dem teilweise befürchteten „Dienst nach Vorschrift" zu schützen (nach dem Motto „das steht aber nicht in meiner Stellenbeschreibung"), kann ein Passus eingefügt werden, der festlegt, dass weitere Aufgaben je nach dienstlichem Erfordernis auszuführen sind.

Bei den Befugnissen der Stelle sollte ebenfalls eine möglichst klare Festlegung getroffen werden. Beispielsweise kann festgelegt werden, welches Budget dem Stelleninhaber für bestimmte Aufgaben zur Verfügung steht.

Um einen Überblick über die verschiedenen Stellen und ihre hierarchische Zuordnung zu ermöglichen, hat sich eine grafische Darstellung sehr bewährt. Dieses so genannte Organigramm kann als Ergänzung zu den Stellenbeschreibungen hilfreich sein (siehe Abbildung 6).

Abbildung 6. Organigramm

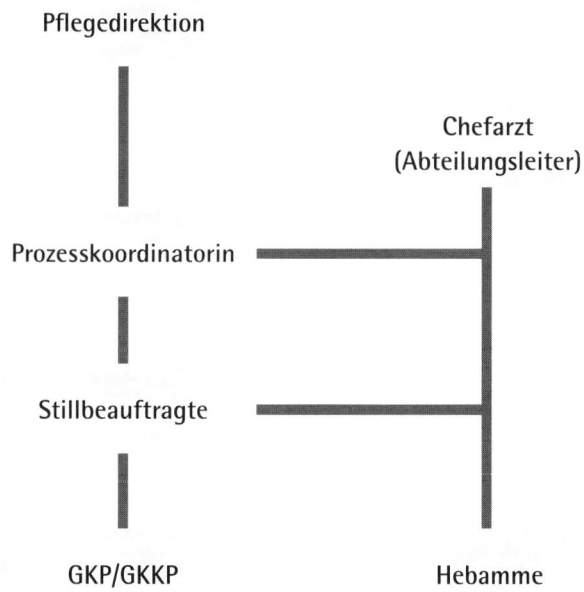

Für die Erlangung der Auszeichnung als *„Babyfreundliches Krankenhaus"* ist es neben den erforderlichen Mindestschulungen für alle Mitarbeiterinnen (siehe Kapitel 3.5.6 „Einarbeitung und Fortbildung", S. 99) sehr zu empfehlen, Mitarbeiterinnen als Stillbeauftragte einzusetzen.

Diese haben insbesondere die Aufgabe, die inhaltliche Umsetzung des Konzeptes des *„Babyfreundlichen Krankenhauses"* sicherzustellen. Hierfür müssen sie über eine abgeschlossene Ausbildung zur Still- und Laktationsberaterin verfügen oder anderweitig adäquate Berufserfahrung gesammelt haben (siehe im Anhang Stellenbeschreibung „Stillbeauftragte".

Je nach Größe des Krankenhauses sollten mehrere Stillbeauftragte eingesetzt werden. Als Richtwert kann dabei eine Stillbeauftragte je 1 000 Geburten angesehen werden. Auch für die verschiedenen Bereiche der Klinik (Kinderklinik, Wochenbettstation und ambulanter Bereich) sollte jeweils eine Stillbeauftragte vorhanden sein. Im Idealfall findet sich eine Stillbeauftragte je Berufsgruppe (Hebammen, Pflegende, Ärzte). Für den ärztlichen Bereich wäre eine Ärztin mit Ausbildung zur Stillbeauftragten sinnvoll.

Da es sich bei dem Aufbau des Qualitätsmanagement-Systems für das *„Babyfreundliche Krankenhaus"* um ein Projekt handelt, das neben dem Tagesgeschäft umgesetzt wird und mit einigem Koordinierungsaufwand verbunden ist, hat es sich sehr bewährt, eine so genannte Prozesskoordinatorin als Projektleiterin für dieses Projekt zu benennen. Zu ihren wesentlichen Aufgaben gehört die Koordination des gesamten BFHI-Projektes, die Ermittlung des Bedarfs an Schulungen für die Mitarbeiterinnen, die Koordination der Einarbeitung neuer Mitarbeiterinnen sowie die Veranlassung von Korrektur- und Verbesserungsmaßnahmen. Nach der Auszeichnung als *„Babyfreundliches Krankenhaus"* gehört es zu den Aufgaben der Prozesskoordinatorin, für die Aufrechterhaltung und Weiterentwicklung des erreichten Standes zu sorgen. Daneben wird sie in höherem Maße auch Aufgaben einer Stillbeauftragten übernehmen.

Um ihren Aufgaben als Projektleiterin gerecht zu werden, sollte die entsprechende Mitarbeiterin über Erfahrungen im Projektmanagement verfügen und mit allen Abläufen der Abteilung und dem Konzept des *„Babyfreundlichen Krankenhauses"* bestens vertraut sein. Daher sollte auch sie über eine Ausbildung als Still- und Laktationsberaterin verfügen (siehe im Anhang Stellenbeschreibung „Prozesskoordinatorin").

Insbesondere für die beiden genannten speziellen Stellen im Rahmen des *"Babyfreundlichen Krankenhauses"* sollte die Stellenbesetzung durch entsprechend fähige und eigenverantwortlich arbeitende Mitarbeiterinnen erfolgen. Darüber hinaus muss insbesondere die Prozesskoordinatorin eng mit den leitenden Mitarbeiterinnen der Abteilung zusammenarbeiten. Ein vertrauensvolles Miteinander und die Unterstützung durch die Abteilungsleitung sind hier für den Erfolg des Projektes von großer Bedeutung.

Zusätzlich zur klaren Einteilung der Aufgaben und Verantwortlichkeiten und ihrer Festlegung in Stellenbeschreibungen ist darauf zu achten, dass diese Einteilung allen Mitarbeiterinnen bekannt ist. Dies gilt wiederum in besonderem Maße für die Stillbeauftragte und die Prozesskoordinatorin. Ihre Aufgaben und Verantwortlichkeiten und insbesondere die erteilten Weisungsbefugnisse müssen den übrigen Mitarbeiterinnen bekannt gemacht werden, um Reibereien nach dem Motto „Die hat mir gar nichts zu sagen" zu vermeiden.

Insbesondere bei der Einarbeitung neuer Mitarbeiterinnen, die mit dem Konzept des *"Babyfreundlichen Krankenhauses"* noch nicht vertraut sind, müssen die besonderen Rollen der Stillbeauftragten und der Prozesskoordinatorin erläutert werden, um Missverständnisse zu vermeiden.

Woran muss gedacht werden?

Die Themen Aufgaben und Verantwortlichkeiten und ihre Festlegung in Stellenbeschreibungen wird in der Regel immer in enger Abstimmung und mit Unterstützung durch die Personalabteilung bearbeitet werden. Insofern sollte beim Aufbau des Qualitätsmanagement-Systems für das *"Babyfreundliche Krankenhaus"* frühzeitig der Kontakt mit den Personalverantwortlichen gesucht werden. Insbesondere die speziellen Stellen der Stillbeauftragten und der Prozesskoordinatorin können so leichter sinnvoll in das Gesamtgefüge der Abteilung und des gesamten Krankenhauses eingeordnet werden.

Darüber hinaus ist bei der Erstellung von Stellenbeschreibungen in der Regel die Einbindung des Betriebsrates/Mitarbeitervertretungen (MAV) und dessen Zustimmung erforderlich. Daher ist es zu empfehlen, auch mit dem Betriebsrat/MAV bereits zu einem frühen Zeitpunkt Kontakt aufzunehmen. Er sollte über das Vorhaben zur Erlangung der Auszeichnung als *„Babyfreundliches Krankenhaus"* und die sich daraus ergebenden personellen Konsequenzen informiert werden. Damit lassen sich mögliche Probleme im Vorfeld klären bzw. ganz vermeiden.

Da sowohl die Aufgaben der Stillbeauftragten als auch die der Prozesskoordinatorin in der Regel keine Vollzeitstelle umfassen, sind die jeweiligen Stellenanteile im Vorfeld möglichst exakt festzulegen. Dies ist besonders wichtig, um Probleme bei der zeitlichen Zuordnung der verschiedenen Aufgaben zu vermeiden. Sollte keine Prozesskoordinatorin benannt sein, sind deren Aufgaben von einer Stillbeauftragten mit zu übernehmen.

3.5.5   Interne Kommunikation
Worum geht es?
Unter interner Kommunikation werden alle Arten des Austausches oder der Weitergabe von Informationen verstanden, die im Rahmen der täglichen Arbeit erforderlich sind. Einerseits gewährleisten sie einen einheitlichen Wissensstand bei allen Mitarbeiterinnen. Andererseits dienen sie dem internen Informationsaustausch.

In *„Babyfreundlichen Krankenhäusern"* liegt ein Schwerpunkt bei der Umsetzung der Grundsätze der Babyfreundlichkeit und der Förderung des Stillens. Beispielhaft seien hier Fallbesprechungen genannt, die sich im Wesentlichen mit der Thematik des Stillens und der babyfreundlichen Arbeitsweise befassen.

Darüber hinaus gehören auch Aushänge, Rundschreiben und der interne E-Mail-Verkehr zu den Mitteln der hier behandelten internen Kommunikation.

Worin liegt der Nutzen?
Die Prinzipien des *„Babyfreundlichen Krankenhauses"* sollen durch geeignete Regelungen zur internen Kommunikation gefördert werden und dafür soll ein möglichst geringer Aufwand erforderlich werden.

Zusätzlich ermöglichen spezielle Fallbesprechungen die Lösung aufgetretener Probleme einzelner Frauen und die Klärung besonderer Fragestellungen.

Die aus solchen Besprechungen gewonnenen Erkenntnisse sind für die Weiterentwicklung der Abteilung nützlich, indem sie insbesondere in die Optimierung der internen Richtlinien einfließen. Dem gleichen Zweck dient auch die Durchführung von Qualitätszirkeln, die ein weit verbreitetes Mittel zur Verbesserung von Arbeitsabläufen und Dokumenten sind (siehe Kapitel 2.3.3 „Der Qualitätszirkel", S. 35).

Insgesamt dienen alle Arten der internen Kommunikation und des Informationsaustausches dem Zweck, einen gleich guten Wissensstand bei allen Mitarbeiterinnen zu erreichen. Dies stellt eine wesentliche Voraussetzung für eine hohe Mitarbeitermotivation dar und unterstützt darüber hinaus die reibungslose Durchführung der festgelegten Abläufe.

Wie funktioniert es?

Zunächst sollte festgelegt werden, welche Informationen auf welchem Wege an welche Mitarbeiterinnen weitergegeben werden. In Zeiten des häufig beklagten Informationsüberflusses kann dies ein sinnvolles Mittel sein, um die unnötige Verbreitung von Informationen und damit die unnötige Belastung der Mitarbeiterinnen zu verringern.

Teamsitzungen als allgemeine Besprechungen einer Abteilung oder Arbeitsgruppe sind den meisten Krankenhäusern bereits seit längerer Zeit ein Begriff und werden mehr oder weniger systematisch durchgeführt.

Krankenhäuser, die mit solchen Besprechungen noch wenig Erfahrung haben oder bisher mit der Durchführung der Sitzungen nicht zufrieden sind, seien auf das Kapitel 2.2.1 „Die Projektleiterin", S. 26, verwiesen. Die dort genannten Vorgehensweisen sind auch für alle anderen Arten von Sitzungen und Besprechungen sinnvoll anzuwenden.

Ein empfehlenswertes und sehr bewährtes Element der internen Kommunikation im *„Babyfreundlichen Krankenhaus"* ist die Durchführung von Fallbesprechungen, die sich speziellen Problemen bei der Umsetzung der intern festgelegten Richtlinien widmen.

Darüber hinaus werden spezielle Schwierigkeiten einzelner Frauen behandelt. Teilnehmerinnen dieser Sitzungen sind neben den Stillbeauftragten und der Prozesskoordinatorin Vertreterinnen aller beteiligten Berufsgruppen der Abteilung. Die Häufigkeit der Sitzungen lässt sich in der Regel nicht im Vorfeld planen, da sie sich aus dem Tagesgeschäft ergibt. Hilfreich ist es dennoch, ein bestimmtes Zeitfenster auch für diese Besprechungen zu reservieren. Dies kann auch als Bestandteil der regulären Teamsitzung erfolgen. Die Themen der Besprechungen ergeben sich ebenfalls meist aus den gerade aktuellen Problemen – z. B. auch aus erhaltenen Beschwerden – oder aus besonders interessanten aktuellen Fallbeispielen.

Fallbesprechungen sollten als ein Mittel zur Weiterentwicklung der Abteilung genutzt werden. Hierfür ist es wichtig, dass erkannte Verbesserungspotenziale zentral gesammelt werden, um sie anschließend zu bewerten und – sofern erforderlich – in die schriftlich festgelegten Richtlinien einfließen zu lassen. Dies ist in der Regel Aufgabe der Prozesskoordinatorin mit Unterstützung durch die Stillbeauftragten.

Neben der Durchführung von Besprechungen ist die Weitergabe wichtiger Informationen per Aushang oder Rundschreiben ein geeignetes Mittel der internen Kommunikation. Um eine Überfrachtung mit unnötigen Informationen zu vermeiden, sollten diese Mittel jedoch sparsam eingesetzt werden. Hilfreich ist es, nur bestimmten Personen die Verteilung von Aushängen zu gestatten.

Teilweise kann es bei wichtigen Informationen erforderlich sein, auch für Aushänge eine Dokumentation der Kenntnisnahme per Unterschrift einzufordern. Ist dies der Fall, sollte klar geregelt sein, wann eine Unterschrift zu erfolgen hat.

Ein weiterer häufig verwendeter Weg der internen Informationsweitergabe ist das E-Mail-System. Leider ist dabei häufig der Effekt festzustellen, dass eigentlich belanglose Informationen über einen großen Verteiler breit gestreut werden, um sicherzustellen, dass die Information wirklich jede Mitarbeiterin erreicht. Im Sinne einer zielgerichteten Kommunikation sollte ein solches Vorgehen kritisch hinterfragt werden. Stattdessen sollte klar festgelegt werden, welche Informationen bevorzugt auf welchem Wege an die verschiedenen Mitarbeiterinnen verteilt werden.

Woran muss gedacht werden?
Eine geeignete Informationsweitergabe bedingt immer sowohl eine Hol- als auch eine Bringpflicht. Das bedeutet einerseits, dass jede Mitarbeiterin, die nicht an einer

Besprechung teilnehmen konnte, dazu verpflichtet ist, das Protokoll der Sitzung zur Kenntnis zu nehmen. Je nachdem, wie vertrauensvoll die Zusammenarbeit innerhalb des Teams ist, kann es dabei sogar nötig werden, sich diese Kenntnisnahme durch Unterschrift gegenzeichnen zu lassen.

Andererseits hat auch jede Mitarbeiterin die Pflicht, neue ihr zur Kenntnis gelangte Informationen weiterzugeben (z. B. im Rahmen einer Teamsitzung) und sie nicht für sich zu behalten.

3.5.6 Einarbeitung und Fortbildung
Worum geht es?
Die Grundsätze und Abläufe eines *„Babyfreundlichen Krankenhauses"* müssen allen Mitarbeiterinnen gut vertraut sein, damit sie im Arbeitsalltag entsprechend umgesetzt werden können.

Daher ist es erforderlich, Regelungen zu treffen, wie neue Mitarbeiterinnen durch eine systematische Einarbeitung mit den festgelegten Abläufen der Abteilung vertraut gemacht werden. Außerdem ist der Kenntnisstand aller Mitarbeiterinnen auf hohem Niveau zu halten.

Diesem Zweck dient die systematische Einarbeitung und Fortbildung.

Worin liegt der Nutzen?
Neue Mitarbeiterinnen werden systematisch in die Arbeit der Abteilung eingeführt. Die Planung der Einarbeitung stellt sicher, dass die neue Mitarbeiterin alle wesentlichen Prinzipien des *„Babyfreundlichen Krankenhauses"* und die zugehörigen Arbeitsabläufe vermittelt bekommt. Um die Einarbeitung nicht dem Zufall zu überlassen, werden verantwortliche Personen für die Einarbeitung vorab festgelegt. Dies vermeidet Unsicherheiten und ermöglicht es der neuen Mitarbeiterin sich zügig in den Aufgaben und den Prinzipien des *„Babyfreundlichen Krankenhauses"* zurechtzufinden.

Als positiver Nebeneffekt einer systematischen Einarbeitung ist häufig festzustellen, dass sich neue Mitarbeiterinnen in der Abteilung deutlich mehr willkommen fühlen. Ein vorbereiteter Einarbeitungsplan zeigt ihnen, dass man sich im Vorfeld Gedanken über sie gemacht hat. Dies signalisiert Interesse und hebt sich deutlich von dem sonst oft anzutreffenden Vorgehen ab (nach dem Motto: „... und übrigens, das ist die Neue, wer hat gerade Zeit, sich mal ein bisschen um sie zu kümmern?").

Die Einarbeitung wird in geeigneter Weise schriftlich festgehalten. Damit lässt sich nach erfolgreicher Einarbeitung jederzeit nachweisen, dass Aufgaben nur an Personen übertragen wurden, die hierfür die erforderlichen Kenntnisse besitzen.

Das hohe Niveau einer Abteilung im Sinne des *„Babyfreundlichen Krankenhauses"* sollte stets aufrechterhalten oder sogar noch weiter verbessert werden. Hierfür ist insbesondere die regelmäßige Fortbildung aller Mitarbeiterinnen nach einem festgelegten Plan von besonderem Nutzen.

Als Beleg für die kontinuierliche Weiterbildung der Mitarbeiterinnen sind im Rahmen des Qualitätsmanagement-Systems und insbesondere zur Erlangung der Auszeichnung *„Babyfreundliches Krankenhaus"* sowohl geeignete interne als auch externe Schulungen nachzuweisen. Ziel ist es, jederzeit darlegen zu können, welche Mitarbeiterinnen zu welchen Themen in welchem Umfang fortgebildet wurden.

Wie funktioniert es?
In den meisten Krankenhäusern sind bereits mehr oder minder gut funktionierende Systeme zur Einarbeitung und Fortbildung der Mitarbeiterinnen in Kraft. Hierauf kann und sollte bei der Erarbeitung des Qualitätsmanagement-Systems im Sinne des *„Babyfreundlichen Krankenhauses"* zurückgegriffen werden.

Sofern in einer Klinik jedoch noch kein System für die Einarbeitung und Fortbildung etabliert ist, sollten die nachfolgenden Ausführungen zur Orientierung herangezogen werden.

Grundsätzlich hat es sich bewährt, allen neuen Mitarbeiterinnen des gesamten Krankenhauses im Rahmen einer Einführungsveranstaltung einen Überblick auch über das Thema *„Babyfreundliches Krankenhaus"* zu geben. Damit wird sichergestellt, dass das Wissen hierüber im ganzen Haus vorhanden ist.

Zu Beginn der Einführung eines Qualitätsmanagement-Systems im Sinne des *„Babyfreundlichen Krankenhauses"* ist zunächst für die erforderliche Ausbildung der Mitarbeiterinnen zu sorgen. Dabei spielt insbesondere die Ausbildung einer oder mehrerer Mitarbeiterinnen zur Stillbeauftragten eine wichtige Rolle.

Die Benennung einer Stillbeauftragten zur Sicherung der Stillförderung in Entbindungskliniken und Kinderkliniken wird von der Nationalen Stillkommission in den „Empfehlungen zur Stillförderung in Krankenhäusern" empfohlen. Durch den Besuch der vorgesehenen Fortbildungsveranstaltungen kann sich eine entsprechend qualifizierte und berufserfahrene Mitarbeiterin zur Stillbeauftragten fortbilden. Damit kann sie im Rahmen des Qualitätsmanagement-Systems die entsprechenden Aufgaben übernehmen (siehe Abschnitt 3.5.4 „Aufgaben und Verantwortlichkeiten"). Adressen geeigneter Schulungsanbieter gibt es im Internet unter:
http://www.bfr.bund.de/cm/207/stillfoerderung_in_krankenhaeusern.pdf.

Zusätzlich müssen alle Mitarbeiterinnen, die mit stillenden Müttern zu tun haben, eine Mindestqualifikation im Bereich der Stillförderung erhalten. Dies betrifft auch Berufsgruppen, wie z. B. Physiotherapeuten und Kinderärzte. Die Mindestqualifikation wird derzeit durch eine Schulung von 15 Stunden Theorie und 3 Stunden Praxis unter Supervision durch eine in der Stillförderung erfahrene Mitarbeiterin vermittelt.

Im nächsten Schritt sollte ein System für die Einarbeitung neuer Mitarbeiterinnen in die Abteilung festgelegt werden, damit die im Sinne des *„Babyfreundlichen Krankenhauses"* festgelegten Regelungen in der vorgesehenen Weise vermittelt werden. Dabei ist bei Stellenantritt zunächst eine kurze Einweisung in die Stillförderung und das babyfreundliche Arbeiten durchzuführen. Im Laufe der ersten 6 Monate ist dann die genannte Mindestqualifikation von 15 Stunden Theorie und 3 Stunden Praxis zu vermitteln.

Als Hilfsmittel für die Einarbeitung hat sich die Erstellung eines Einarbeitungskonzeptes bewährt. Je nach Aufgabengebiet und Vorkenntnissen der neuen Mitarbeiterin wird ein mehr oder weniger umfangreicher und detaillierter Plan für die Einarbeitung erstellt.

Um diese Arbeit zu erleichtern, sollte ein Muster-Plan geschrieben werden, der alle wesentlichen Punkte der Einarbeitung enthält. Dieses Muster wird dann gemäß den Bedürfnissen der neuen Mitarbeiterin individuell angepasst. Dies betrifft sowohl den fachlichen als auch den zeitlichen Umfang der Einarbeitung und richtet sich nach dem Aufgabengebiet und den Vorkenntnissen der neuen Mitarbeiterin. Die Planung der Einarbeitung erfolgt üblicherweise durch die Prozesskoordinatorin.

Verantwortliche Personen für die Einarbeitung einer neuen Mitarbeiterin sollten ebenfalls im Vorfeld festgelegt und im Einarbeitungsplan eingetragen sein. Je nach Größe der Abteilung hat sich die Festlegung einer oder mehrerer Mentorinnen (häufig auch als Patin bezeichnet) bewährt. Diese Personen leiten die neue Mitarbeiterin in ihr Aufgabengebiet ein und stehen ihr für alle Fragen während der Einarbeitung als feste Ansprechpartnerin zur Verfügung. Daher sollten nur erfahrene und mit den Prinzipien des *"Babyfreundlichen Krankenhauses"* gut vertraute Mitarbeiterinnen bei der Einarbeitung als Mentorinnen eingesetzt werden.

Nach Abschluss der Einarbeitungszeit sollte die Mentorin beurteilen, ob die Einarbeitung auch tatsächlich erfolgreich abgeschlossen wurde. Sie muss bewerten, ob die neue Mitarbeiterin die vorgesehenen Aufgaben eigenständig ausführen kann und die Regelungen des *"Babyfreundlichen Krankenhauses"* theoretisch kennt und praktisch umsetzt.

Als Nachweis für die Einarbeitung empfiehlt sich, dass die Anleiterin den gesamten Einarbeitungsplan bzw. den abgeschlossenen Abschnitt der Einarbeitung abzeichnet und damit bestätigt, dass die neue Mitarbeiterin aus ihrer Sicht die Aufgaben eigenständig bewältigen kann.

Damit lässt sich aus dem abgezeichneten Einarbeitungsplan erkennen, dass Aufgaben nur an Mitarbeiterinnen übergeben wurden, die die entsprechenden Tätigkeiten nachweislich beherrschen und die im Rahmen der Auszeichnung *"Babyfreundliches Krankenhaus"* erforderlichen Pflichtschulungen (empfohlener Richtwert: mindestens 20 Zeitstunden Fortbildung inklusive drei Stunden praktische Übungen unter Anleitung) erhalten haben. Abschließend wird der Plan üblicherweise in der Personalakte archiviert.

An die erfolgreiche Einarbeitung schließt sich die regelmäßige berufsbegleitende Fortbildung des gesamten pflegenden und ärztlichen Personals an. Die Kenntnisse über das Stillen und seine Förderung sowie die weiteren Prinzipien des *„Babyfreundlichen Krankenhauses"* sollten sowohl praktisch als auch theoretisch regelmäßig aufgefrischt werden. Schulungen für das gesamte Mitarbeiterteam haben in Theorie und Praxis so zu erfolgen, dass die festgelegten Richtlinien von allen Mitarbeiterinnen mit Leben erfüllt werden können.

Im *„Babyfreundlichen Krankenhaus"* spielt hier die Prozesskoordinatorin eine wichtige Rolle. Die Ermittlung des Bedarfs an Fortbildungen und deren Organisation gehören zu ihren Aufgaben. Darüber hinaus ist sie auch für die Durchführung interner Schulungen zum Thema Stillen und zur Umsetzung der festgelegten Richtlinien verantwortlich. Hierbei wird sie von den Stillbeauftragten unterstützt.

Benötigte oder erwünschte Fortbildungen sollten durch die Prozesskoordinatorin zu Beginn eines Jahres zusammengetragen und in Form eines Schulungsplanes aufgeschrieben werden. Anlass für Fortbildungen ergibt sich insbesondere durch:
- regelmäßig erforderliche Auffrischungen der Kenntnisse, insbesondere zur Stillförderung
- neue Anforderungen (z. B. neue gesetzliche Vorgaben, Anschaffung neuer Medizingeräte)
- festgestellte Schwachstellen (z. B. wenn Abläufe von Mitarbeiterinnen nicht in gewünschtem Umfang beherrscht werden)
- Rückmeldungen von Patientinnen (z. B. Beschwerden)

Auch die Wünsche der Mitarbeiterinnen nach Fortbildungen sollten bei der Zusammenstellung des Schulungsplanes – sofern möglich – berücksichtigt werden. Abbildung 7 zeigt ein Beispiel für den Schulungsplan (siehe auch Anhang).

Abbildung 7. Vorlage für den Schulungsplan

Teilnehmer	Thema der Fortbildung	Veranstalter	Termin	durchgeführt

Schulungsplan für das Jahr _____

Ergibt sich im Laufe des Jahres der Bedarf oder das Interesse seitens der Mitarbeiterinnen an weiteren Fortbildungen, wird der Schulungsplan entsprechend fortgeschrieben.

Fortbildungen werden üblicherweise auf drei verschiedene Arten durchgeführt, die im Folgenden kurz beschrieben werden.

Externe Schulungen

Hierunter wird der Besuch von Seminaren externer Anbieter oder auch die Teilnahme an Kongressen oder anderen Fachveranstaltungen verstanden. In jedem Fall finden die Veranstaltungen außerhalb des Krankenhauses statt.

Externe Schulungen sollten möglichst durch eine Teamsitzung nachbereitet werden. Die Mitarbeiterinnen, die eine externe Schulung besucht haben, berichten ihren Kolleginnen über die wesentlichen Inhalte der Fortbildung in einem kurzen Vortrag. Auf diese Weise wird das neu erworbene Wissen in der Abteilung verbreitet.

Interne Schulungen

Bei diesen auf „neudeutsch" auch als Inhouse-Schulung bezeichneten Veranstaltungen werden die Schulungsinhalte entweder durch externe Fachdozenten oder durch erfahrene Mitarbeiterinnen der Klinik vermittelt.

Insbesondere für interne Schulungen zum Thema Stillmanagement und Stillförderung sind Lehrpläne zu erstellen, die auch im Rahmen des Gutachtens zum *„Babyfreundlichen Krankenhaus"* relevant sind. Die Erstellung von unterstützendem Material (z. B. Vortragsfolien, Unterrichtsmaterial für Teilnehmerinnen) sollte zusätzlich erwogen werden. Hierdurch kann die systematische, nachvollziehbare und vor allem wiederholbare Durchführung der Fortbildungen sehr erleichtert werden.

Um die erforderlichen Nachweise über durchgeführte Schulungen erbringen zu können, sind über interne Fortbildungen entsprechende Protokolle zu führen. Diese enthalten eine knappe Inhaltsangabe der Schulung und werden von den anwesenden Mitarbeiterinnen abgezeichnet (siehe Anhang). Alternativ können die Teilnehmerinnen einer internen Fortbildung im Schulungsplan eingetragen werden oder sie können auch dort per Namenszeichen ihre Teilnahme bestätigen. In jedem Fall muss sich nachweisen lassen, welches Thema die Schulung hatte, wer sie durchgeführt hat (ggf. einschließlich Berufsbezeichnung), wie lange sie gedauert hat und welche Personen anwesend waren.

Interne Coachings

In internen Coachings geben erfahrene Mitarbeiterinnen ihr Wissen und ihre praktischen Fähigkeiten (einschließlich „Tricks und Kniffen") über die Stillförderung und zu den Regelungen des *„Babyfreundlichen Krankenhauses"* an ihre weniger erfahrenen Kolleginnen weiter. Als Nebeneffekt kann der dadurch angestoßene Erfahrungsaustausch auch zu einer Verbesserung der Abläufe innerhalb der Abteilung beitragen.

Zur Sammlung der **Schulungsnachweise** hat sich das Anlegen eines Fortbildungsordners bewährt, in dem die Nachweise der Schulungen (Protokolle interner Schulungen, Teilnahmezertifikate externer Schulungen) den jeweiligen Mitarbeiterinnen zugeordnet abgelegt werden. Lesbare Kopien der Teilnahmezertifikate reichen aus, sodass die Mitarbeiterinnen die Originale bei ihren eigenen Unterlagen behalten können.

Alternativ ist das Führen von Fortbildungsbüchern für alle Mitarbeiterinnen eine gute Möglichkeit des Fortbildungsnachweises. Diese Bücher enthalten eine Übersicht aller bisher besuchten internen und externen Fortbildungen und werden für jede Mitarbeiterin einzeln geführt. Sinnvoll ist hier eine tabellarische Darstellung (siehe Tabelle 10).

Tabelle 10. Fortbildungsbuch

Fortbildungsbuch Fr. Muster

Datum	Thema	Inhalt der Fortbildung	Veranstalter	Dauer (h)

Um bei einer Vielzahl von Mitarbeiterinnen den Überblick über den Schulungsstand zu erleichtern, hat sich das Erstellen einer Tabelle bewährt, die neben den Namen der Mitarbeiterinnen die jeweils absolvierten Schulungen enthält. Dies erleichtert im Rahmen des Gutachtens *„Babyfreundliches Krankenhaus"* den zu führenden Nachweis der durchgeführten Fortbildungen erheblich.

Woran muss gedacht werden?
Zur Erlangung der Auszeichnung *„Babyfreundliches Krankenhaus"* sind derzeit folgende Schulungen für die Mitarbeiterinnen verpflichtend:
- 20 Stunden Schulung (Empfehlung) zum Thema Stillförderung für die Belegärzte, Beleghebammen und Kinderärzte der Kinderklinik sowie für alle übrigen Mitarbeiterinnen
- in diesem Rahmen drei Stunden praktische Unterweisung für alle Mitarbeiterinnen (z. B. Übungen im Positionieren und Anlegen, zu alternativen Fütterungsmethoden für gestillte Säuglinge und zur Kommunikation)

Wichtig ist, dass die Schulungen die „Zehn Schritte zum erfolgreichen Stillen" zu umfassen haben.

Bei der Planung der Einarbeitung einer neuen Mitarbeiterin sollte darauf geachtet werden, dass gemäß den Vorgaben zur Erlangung der Auszeichnung *„Babyfreundliches Krankenhaus"* innerhalb der ersten sechs Monate nach Anstellung die empfohlenen 20 Stunden Fortbildung vorgesehen sein sollten.

Da externe Schulungen in der Regel mit Kosten verbunden sind, muss hierfür meist eine Genehmigung durch die Abteilungsleitung eingeholt werden. Insofern empfiehlt es sich, den von der Prozesskoordinatorin erstellten Schulungsplan mit der Abteilungsleitung bzw. dem Fort- und Weiterbildungsbeauftragten des Hauses abzustimmen. Häufig ist auch eine formale Freigabe der Schulungsplanung per Unterschrift durch die zuständige Person erforderlich. Denken Sie daran, sich rechtzeitig das Okay für externe Schulungen zu holen, damit Sie sich späteren Ärger ersparen.

Werden Schulungen im Haus durchgeführt, an denen auch Ärzte teilnehmen, sollte im Vorfeld geprüft werden, ob eine Beantragung von Fortbildungspunkten bei der Ärztekammer möglich und sinnvoll ist.

3.5.7 Informationsveranstaltungen für werdende Eltern
Worum geht es?
Informationsveranstaltungen für werdende Eltern können in das Qualitätsmanagement-System des Krankenhauses eingebunden werden. Die Auswertung dieser Veranstaltungen erlaubt Rückschlüsse auf die Außendarstellung der Klinik und gibt Ansatzpunkte für eine Verbesserung der Öffentlichkeitsarbeit.

Weitere Marketingoptionen eines *„Babyfreundlichen Krankenhauses"* werden im Kapitel 4 „Erfolgreiches Krankenhaus-Marketing mit dem Qualitätssiegel von WHO und UNICEF", S. 133 aufgezeigt.

Worin liegt der Nutzen?
Im Rahmen von Informationsveranstaltungen und durch schriftliches Informationsmaterial können Schwangere bereits vor ihrer Entscheidung für eine Klinik über die besondere Ausrichtung Ihres Hauses als *„Babyfreundliches Krankenhaus"* informiert werden.

Ein weiterer Nutzen ergibt sich aus der gezielten Auswertung von Informationsveranstaltungen. Auf diese Weise können Rückschlüsse auf die Außendarstellung der Klinik und Ansatzpunkte für deren Verbesserung gewonnen werden.

Wie funktioniert es?

Die Informationsveranstaltungen sollten regelmäßig angeboten werden. Dabei sollen die Aspekte der babyfreundlichen Ausrichtung des Hauses besonders hervorgehoben werden. Interessierte Frauen haben die Möglichkeit, Fragen zur Klinik und den Abläufen zu stellen.

Die inhaltliche Konzeption der Informationsveranstaltungen sollte nicht dem einzelnen Vortragenden überlassen werden. Es ist sinnvoll, verbindliche Curricula und Präsentationen für diese Veranstaltung zu erstellen. Damit wird gewährleistet, dass die Veranstaltungen unabhängig vom Referenten in weitgehend einheitlicher Weise ablaufen und das Feedback der Teilnehmerinnen in die Weiterentwicklung der Veranstaltung einfließen kann. Wenn bei dem Vortrag Folien oder Dias eingesetzt werden, sollten die gezeigten Bilder als Skript den Teilnehmerinnen zur Verfügung gestellt werden.

Die Auslage einer Teilnehmerliste ist sinnvoll. Hier können sich die Teilnehmerinnen – selbstverständlich auf freiwilliger Basis – eintragen, wenn sie weitere Informationen des Hauses wünschen. Dies kann als Newsletter auf postalischem Wege, aber auch per E-Mail erfolgen.

Anhand der Teilnehmerliste kann außerdem nachvollzogen werden, wie viele Teilnehmerinnen einer Informationsveranstaltung sich schließlich für die Entbindung in der betreffenden Klinik entschieden haben. Für eine noch aktivere Form der Öffentlichkeitsarbeit können Teilnehmerinnen von Informationsveranstaltungen per Fragebogen befragt werden, warum sie sich nicht für die Entbindung in der betreffenden Klinik entschieden haben. Ein entsprechender Text könnte lauten: „Sie hatten am XX.YY. eine Informationsveranstaltung in unserem Hause besucht. Leider haben Sie sich nicht für eine Entbindung bei uns entschieden. Wären Sie so freundlich, uns hierfür die Gründe zu nennen?". Die so gewonnenen Informationen können Hinweise auf Schwachstellen in der Außendarstellung der Klinik oder in ihrem Leistungsangebot liefern und damit zu entsprechenden Verbesserungen anregen.

Die Termine der Informationsveranstaltungen sollten in den lokalen Medien bekannt gegeben werden. Das Spektrum möglicher Veröffentlichungen reicht von normalen Tageszeitungen bis zu gratis verteilten Werbemagazinen. Es sollte jedoch geprüft werden, ob die ausgewählten Zeitungen auch geeignet sind, die gewünschten Adressatinnen zu erreichen.

Es sollte nicht nur eine Anzeige geschaltet werden, sondern möglichst auch ein redaktioneller Beitrag veröffentlicht werden. Redaktionelle Beiträge finden üblicherweise deutlich mehr Aufmerksamkeit beim Leser als reine Anzeigen. Darüber hinaus können in einem redaktionellen Beitrag auch gleich ein paar wichtige Stärken des babyfreundlichen Betreuungskonzeptes hervorgehoben werden.

Babyfreundliche Krankenhäuser haben darüber hinaus die Möglichkeit, ihre lokalen Termine in den Veranstaltungskalender im **Elternportal der Initiative** unter http://eltern.babyfreundlich.org/ einzupflegen (siehe Kapitel 4.4.2 „Internetpräsenz und Elternportal der Initiative", S. 139).

Woran muss gedacht werden?
Um ein einheitliches Vorgehen bei der Öffentlichkeitsarbeit zu erreichen, sind alle Aktivitäten mit der zuständigen Stelle des Krankenhauses abzustimmen. Dies betrifft insbesondere schriftliche Darstellungen (Informationsmaterial und Homepage) aber auch Veröffentlichungen in Zeitungen.

3.5.8 Kommunikation mit den Frauen und den Familien
Worum geht es?
Eine geeignete Kommunikation mit den Frauen und ihren Angehörigen ist ein wichtiger Bestandteil bei der Umsetzung der Grundsätze des *„Babyfreundlichen Krankenhauses"*. Diese erstreckt sich über alle Phasen des Aufenthaltes in der Klinik und beginnt bereits bei einem ersten einführenden Gespräch mit den Schwangeren.

Verschiedene Mittel der Kommunikation mit den Frauen und ihren Angehörigen wie direkte Gespräche, Schulungen, schriftliches Informationsmaterial und Aushänge werden erläutert. Dabei wird auch der Umgang mit Beschwerden berücksichtigt.

Worin liegt der Nutzen?
Durch eine systematische Kommunikation während des Aufenthaltes der Frauen in der Klinik wird gewährleistet, dass alle Frauen einheitlich über alle wichtigen Themen

informiert werden. Damit werden die Frauen zum Stillen ermutigt und die Bereitschaft zum Stillen im Sinne der babyfreundlichen Ausrichtung der Klinik erhöht.

Durch ein geregeltes Vorgehen zum Umgang mit den Beschwerden der Frauen und ihrer Angehörigen wird ein wesentlicher Beitrag zur Verbesserung der Qualität der angebotenen Leistungen und zur Aufrechterhaltung des guten Rufes der Klinik geleistet.

Wie funktioniert es?
Um die Frauen und ihre Angehörigen über den gesamten Aufenthalt in der Klinik mit den erforderlichen Informationen zur Stillförderung und den weiteren Aspekten des *„Babyfreundlichen Krankenhauses"* zu versorgen, sind Regelungen zu erarbeiten, welche Informationen und Anleitungen zu welchem Zeitpunkt des Aufenthaltes in der Klinik in welcher Form bereitgestellt werden sollen. Es empfiehlt sich hierzu eine schriftliche Übersicht zu erstellen bzw. das Vorgehen in den Richtlinien zur Stillförderung zu beschreiben.

Schriftliche Informationen
Zu den bereitzuhaltenden schriftlichen Informationen können insbesondere gehören:
- allgemeine Informationsblätter über die Klinik
- Informationen zum Thema Stillen
- Hinweise auf weiterführende Angebote
- Checklisten (z. B. für Informationsgespräche)
- andere schriftliche Informationen (z. B. Hinweise auf Stillgruppen)

Diese Informationen werden zu verschiedenen Zeitpunkten des Aufenthaltes der Frauen in der Klinik eingesetzt.

Bereits vor der Entscheidung der Schwangeren für eine Klinik sollte sie sich in geeigneter Weise über die Besonderheiten des Hauses informieren können. Die hierfür relevanten Aspekte sind im Kapitel 4, S. 133, dargestellt.
Informationen über die poststationäre Unterstützung (z. B. Stillgruppen, Stillambulanzen/Stillsprechstunden, Still-Hotline) gehören zu den wichtigen Besonderheiten eines *„Babyfreundlichen Krankenhauses"*. Diese Informationen müssen in aktueller schriftlicher Form zur Verfügung gestellt werden.

Die Entstehung von Stillgruppen ist durch ein *„Babyfreundliches Krankenhaus"* aktiv zu fördern und die Mütter sind bei der Entlassung mit diesen Gruppen in Kontakt zu bringen. Dies erreicht das Krankenhaus einerseits dadurch, dass es die Frauen mündlich über die Stillgruppen informiert und andererseits, indem es geeignetes Informationsmaterial bereitstellt.

Auch durch Aushänge (z. B. über Veranstaltungen in der Klinik) können Frauen und Familien informiert werden. Hier ist im Rahmen des Qualitätsmanagement-Systems durch geeignete Regelungen festzulegen, wer welche Informationen aushängen darf und wie für deren Aktualisierung zu sorgen ist.

Für ein erfolgreiches Gutachten als *„Babyfreundliches Krankenhaus"* ist es erforderlich, dass die Stillrichtlinien in den verschiedenen Bereichen des Krankenhauses (z. B. Kinderklinik, Schwangerenberatung, Sprechzimmer) zur Einsicht für die Mütter und ihrer Angehörigen zugänglich sind. Sofern es sich bei der Klinik um ein Haus mit einem hohen Anteil nicht-deutschsprachiger Frauen und Familien handelt, empfiehlt es sich, die Stillrichtlinien auch in anderen Sprachen zur Verfügung zu stellen.

Darüber hinaus wird von der WHO/UNICEF-Initiative empfohlen, dass die „Zehn Schritte" zur Stillförderung sowie der Kodex zur Vermarktung von Muttermilchersatzprodukten im Original oder in abgewandelter Form ausgehängt werden. Damit soll den Frauen und den Mitarbeiterinnen diese wesentliche Leitlinie vor Augen geführt werden.

Anleitungen

Für die Anleitung der Frauen während ihres Klinikaufenthalts sollten Festlegungen der anzuleitenden Themen getroffen werden bzw. Standards (z. B. Standard "präpartales Stillgespräch im Rahmen der Schwangerenberatung") festgelegt sein, um ein einheitliches Vorgehen zu gewährleisten. Üblicherweise sind derartige Regelungen in den Stillrichtlinien niedergelegt, die allen Mitarbeiterinnen bekannt sein müssen (siehe Kapitel 3.5.9 „Das babyfreundliche Betreuungskonzept", S. 114). Alle durchgeführten Anleitungen sind schriftlich zu dokumentieren. Dies kann im Rahmen des Gutachtens stichprobenartig überprüft werden.

Um das Gutachten als „Babyfreundliches Krankenhaus" erfolgreich zu bestehen, ist es erforderlich, dass mit allen Frauen im Rahmen der Schwangerenberatung ein Stillgespräch geführt wird. Dieses ist zu dokumentieren und die entsprechenden Informationen sind den Pflegenden zugänglich zu machen.

Umgang mit Beschwerden

Obwohl der geregelte Umgang mit Beschwerden nicht Bestandteil der Vorgaben der WHO/UNICEF-Initiative ist, soll auf dieses Thema kurz eingegangen werden, da das Beschwerdemanagement ein wichtiges Element der Kommunikation mit den Frauen ist.

Der zügige und zielgerichtete Umgang mit Beschwerden hat großen Anteil an der Wiederherstellung der Zufriedenheit der Frauen und damit an der Aufrechterhaltung des guten Rufes einer Klinik. Außerdem können aus der systematischen Auswertung eingegangener Beschwerden Hinweise auf Schwachstellen gewonnen werden, sodass geeignete Maßnahmen eingeleitet werden können.

Selbstverständlich sollten auch positive Äußerungen erfasst und ausgewertet werden. Im Sinne eines stimmigen Gesamtbildes lassen sich so neben den Schwachstellen auch die individuellen Stärken der Klinik aufzeigen.

Für ein geregeltes Beschwerdemanagement ist es zunächst erforderlich, den Frauen und ihren Angehörigen einfache Wege der Beschwerdeführung zu ermöglichen. Diese sogenannte Beschwerdestimulierung soll die Hürde für eine Beschwerde so weit senken, dass sich auch Personen beschweren, die dies sonst eher nicht tun würden. Dabei wird von dem Grundsatz ausgegangen, dass Beschwerden erwünscht sind, da sie der Klinik helfen, Unstimmigkeiten im eigenen Hause zu klären und Verbesserungspotenziale zu gewinnen. Bewährte Mittel zur Beschwerdestimulierung sind neben dem Aushang entsprechender Informationen („Sagen Sie uns bitte, was Sie stört, damit wir uns weiterentwickeln können") der Aushang von „Kummerkästen" oder „Lob und Kritik-Büchern" an gut sichtbaren Stellen.

Da für eine systematische Auswertung von Beschwerden die schriftliche Dokumentation erforderlich ist, sollten den Mitarbeiterinnen geeignete Formulare zur Verfügung stehen, auf denen sie mündlich erhaltene Beschwerden dokumentieren sollen. Durch

Schulungen sind die Mitarbeiterinnen über das Beschwerdemanagement und den Umgang mit den Formularen zu unterweisen. Dabei sollte ein wesentlicher Schwerpunkt auf die „mentalen" Aspekte einer Beschwerde gelegt werden (Beschwerden sind keine unerwünschte Nörgelei, sondern liefern hilfreiche Anregungen für die Weiterentwicklung des Krankenhauses).

Es ist zu empfehlen, eine zentrale Stelle mit dem Beschwerdemanagement und insbesondere der Auswertung eingegangener Beschwerden zu beauftragen. Dadurch ist gewährleistet, dass Schwachstellen und Verbesserungspotenziale systematisch erkannt werden und Verbesserungen umgesetzt werden. Besteht in der Klinik bereits ein Beschwerdemanagement, sollte dieses auch auf den Bereich Gynäkologie und Geburtshilfe angewendet werden. Gibt es noch kein derartiges System, kann die Verantwortung für das Beschwerdemanagement auch auf der Ebene der Abteilung angesiedelt werden.

Woran muss gedacht werden?
Ein wesentlicher Aspekt der Kommunikation ist die besondere Situation, in der sich die frisch entbundenen Frauen befinden. Die wiederholte Ermutigung und Unterstützung der Frauen durch alle Mitarbeiterinnen ist zu diesem Zeitpunkt von größter Bedeutung und stellt hohe Anforderungen an die kommunikativen Fähigkeiten des Personals.

Auch erfordern die sich schnell ändernden Gegebenheiten bei den Neugeborenen und ihren Müttern, dass Informationen und Empfehlungen zum Umgang mit den Babys häufig angepasst oder geändert werden müssen.

Um diesen Punkten mit der nötigen Aufmerksamkeit gerecht werden zu können, sollten alle Mitarbeiterinnen für diese besonderen Situationen in geeigneten Schulungen sensibilisiert und fit gemacht werden. Wiederholte Auffrischungen im Rahmen von Teamsitzungen sollten alle Aspekte des Umgangs mit den entbundenen Frauen berücksichtigen.

Bei den schriftlichen Informationen an die Frauen und ihre Angehörigen ist darauf zu achten, dass diese stets auf dem aktuellen Stand gehalten werden. Veraltetes Informationsmaterial (z. B. nicht mehr aktuelle Telefonnummern, falsche Ansprechpartnerin) kann nicht nur peinlich sein, sondern auch zu Verärgerung führen (wenn etwa ein Anruf unter der angegebenen Rufnummer nicht zum Erfolg führt, oder die als Ansprechpartnerin genannte Person nicht mehr in der Klinik beschäftigt ist). Daher ist es erforderlich, hier stets für eine entsprechende Aktualisierung zu sorgen (siehe auch Kapitel 3.5.1 „Umgang mit Dokumenten", S. 78).

3.5.9 Das Babyfreundliche Betreuungskonzept

Worum geht es?

Das wesentliche Element des *„Babyfreundlichen Krankenhauses"* ist die Strukturierung der Abläufe im Umgang mit den schwangeren Frauen, den Müttern und ihren Kindern sowie deren Angehörigen.

Dieser Abschnitt beschreibt die Gestaltung eines babyfreundlichen Betreuungskonzeptes im Sinne der „Zehn Schritte zum erfolgreichen Stillen" und der weiteren für das babyfreundliche Arbeiten erforderlichen Vorgaben. Dabei wird, sofern erforderlich, auf die entsprechenden Punkte der „Zehn Schritte" verwiesen.

Es wird insbesondere auf die benötigten schriftlichen Regelungen eingegangen, die für die Organisation der Arbeiten im Sinne des *„Babyfreundlichen Krankenhauses"* erforderlich sind.

Worin liegt der Nutzen?

Aus der Sicht der betreuten Frauen liegt ein wesentlicher Nutzen des babyfreundlichen Betreuungskonzeptes in der frühen Förderung ihrer Eigenständigkeit im Umgang mit ihren Babys. Mögliche Unsicherheiten der Frauen werden durch das Betreuungskonzept frühzeitig abgebaut. Dies trägt wesentlich zu einer hohen Zufriedenheit der betreuten Frauen bei.

Ein weiterer großer Nutzen des babyfreundlichen Betreuungskonzeptes liegt in der Förderung der Bindung zwischen Mutter, Vater und Kind.

Intern ergeben sich aus der Erarbeitung und Umsetzung schriftlich fixierter Abläufe des babyfreundlichen Betreuungskonzeptes fachliche und organisatorische Optimierungen der Arbeitsabläufe.

Durch die schriftliche Darlegung der getroffenen Regelungen in internen Standards und Beschreibungen lässt sich eine weitgehende Vereinheitlichung der Arbeitsweise erzielen.

Insbesondere die berufsgruppenübergreifende gemeinsame Erarbeitung der Standards im Qualitätszirkel führt zu einer Steigerung der Fachkompetenz der Mitarbeiterinnen und zu einer Verbesserung der Kooperation.

Hierdurch verbessern sich die Betreuungsergebnisse hinsichtlich der Stillquoten, Verlegungsquoten usw. Diese deutlich sichtbaren fachlichen Erfolge führen erfahrungsgemäß auch zu einer Erhöhung der Mitarbeiterzufriedenheit.

Weiterhin kommt es durch die erfolgreiche Umsetzung des babyfreundlichen Betreuungskonzeptes zu einer Aufwertung des häufig geringen Ansehens der Wochenbettstation innerhalb des Krankenhauses.

Schließlich ist die Umsetzung des babyfreundlichen Betreuungskonzeptes das Hauptkriterium zum Bestehen des Gutachtens und damit zur Erlangung der Auszeichnung als *„Babyfreundliches Krankenhaus"*.

Wie funktioniert es?

Die Abläufe des babyfreundlichen Betreuungskonzeptes sollten als Prozesse verstanden werden, die in geeigneter Weise ineinander greifen müssen, um zu einem guten Gesamtergebnis zu führen. Das bedeutet, dass es jeweils eine Eingabe (Input) in den Prozess gibt und ein Ergebnis (Output) des Prozesses, das oftmals an einen nachfolgenden Prozess weitergegeben wird. Darüber hinaus sind verantwortliche Personen für die einzelnen Prozesse zu benennen.

Beispielhaft sei dies am Prozess „Informationsveranstaltung" erläutert. Die Eingabe in den Prozess kann die Aufforderung der Abteilungsleitung sein, eine solche Veranstaltung durchzuführen. Über die zeitliche Planung, die Veröffentlichung von Einladungen, die Organisation des Raumes usw. erstreckt sich die Durchführung des Prozesses. Ergebnis des Prozesses wäre die durchgeführte Veranstaltung, die in Form einer Teilnehmerliste und ggf. durch Feedbackbögen dokumentiert wäre. Verantwortlich für die Gesamtkoordination des Prozesses wäre beispielsweise die Prozesskoordinatorin, die Ausführung einzelner Arbeitsschritte würde durch verschiedene Personen erfolgen (z. B. Vervielfältigen von Einladungen durch eine Büromitarbeiterin, Durchführung der Schulung durch eine Stillbeauftragte).

In diesem Sinne sollen die wesentlichen Prozesse des babyfreundlichen Betreuungskonzeptes im Folgenden erläutert werden. Da die „Zehn Schritte zum erfolgreichen Stillen" die Grundlage für ein erfolgreiches Gutachten *„Babyfreundliches Krankenhaus"* sind, werden die zutreffenden Schritte zum besseren Verständnis jeweils genannt. Die Reihenfolge der aufgeführten Punkte entspricht jedoch mehr dem tatsächlichen Ablauf im Krankenhaus, da sich dieser nicht mit den „Zehn Schritten" deckt. Der vollständige Text der „Zehn Schritte zum erfolgreichen Stillen" ist unter http://www.babyfreundlich.org/infomaterial.html zu finden.

Informieren der Frauen (Schritt 3 der „Zehn Schritte")

Im Rahmen der Schwangerenvorsorge und -beratung oder bei stationärer Aufnahme sind die Frauen in einem Aufklärungsgespräch über das Stillen und seine Vorteile zu informieren und der Stillwunsch der Frauen ist zu erfragen. Die wesentlichen Inhalte dieses Gesprächs müssen schriftlich vorliegen. Hilfreich ist daher die Zusammenfassung der wesentlichen zu erläuternden Punkte in einer Checkliste. Außerdem muss passendes schriftliches Informationsmaterial bereitgestellt werden, um es den Frauen zu ermöglichen, die wichtigsten Punkte nachzulesen.

Die Frauen sind darüber zu informieren, dass:
- Muttermilch die normale Säuglingsernährung und auf die Bedürfnisse des Kindes abgestimmt ist.
- Stillen die Mutter-Kind-Bindung stärkt und vor Infektionen schützt (auch durch die besonderen Eigenschaften der Neugeborenenmilch / des Kolostrums).
- Stillen sich auch auf die Gesundheit der Mutter günstig auswirkt.

Die **Bedeutung des ausschließlichen Stillens in den ersten 6 Monaten** und des weiteren Stillens entsprechend der WHO-Empfehlung sind den Frauen zu vermitteln.

Darüber hinaus sind die folgenden Themen aus der Praxis des Stillens zu erläutern:
- Bedeutung des Rooming-in
- Bedeutung des Stillens nach Bedarf
- Wie man sicherstellt, ausreichend Milch zu haben
- Stillpositionen und Anlegen

Informationen rund um das Thema Stillen und das babyfreundliche Betreuungskonzept können auch im Rahmen von separaten Informationsveranstaltungen erfolgen. Ausführungen hierzu siehe im Kapitel 3.5.8 „Kommunikation mit den Frauen und Familien", S. 109.

Aufnahme der Frauen

Schwangere, die stationär aufgenommen werden, müssen ab der 32. Schwangerschaftswoche ein präpartales Stillgespräch erhalten. Auch hier empfiehlt sich wieder die Erstellung eines Gesprächsleitfadens möglichst in Form einer knappen Checkliste. Die Durchführung des Gespräches ist in der Patientenakte zu dokumentieren. Ergänzend zum Gespräch ist die Bereitstellung einer Stillbroschüre erforderlich, die den Anforderungen der WHO genügt.

Kreißsaal (Schritt 4 der „Zehn Schritte")

Bei normaler Spontanentbindung ist im Kreißsaal darauf zu achten, dass es den Müttern ermöglicht wird, mit ihren gesunden Neugeborenen unmittelbar in Hautkontakt zu treten. Dieser sollte mindestens für eine Stunde ermöglicht werden. In der Regel wird es hierdurch zu einem ersten Stillen kommen. Sollte dies nicht geschehen, so ist es empfehlenswert, das Kind dann aktiv zu unterstützen. Um diese Phase des Bondings weitgehend ungestört zu ermöglichen, sollten die Routinemaßnahmen (Wiegen, Messen usw.) zunächst in den Hintergrund treten.

Wünschenswert ist es, bei Kaiserschnitt-Entbindungen ebenso zu verfahren, sobald die Frauen dazu in der Lage sind. Außerdem ist ebenfalls Hilfe beim ersten Anlegen anzubieten. Dazu gehört auch, dass die Hebammen die Mütter frühzeitig auf Stillzeichen des Kindes hinweisen sollen.

Geburtshilfliche Station/Wochenbettstation (Schritte 5–9 der „Zehn Schritte")
Ein wesentlicher Bestandteil des babyfreundlichen Betreuungskonzepts ist das 24-Stunden-Rooming-In. Um dieses zu verwirklichen, ist es häufig erforderlich, die Abläufe auf der Station zu verändern und insbesondere die Mitarbeiterinnen aller Berufsgruppen von den Vorteilen des Rooming-In zu überzeugen.

Praktisches Vorgehen:
- Die Mütter sollten bei Aufnahme auf die Station nach entsprechender Begrüßung auf die Stillzeichen ihrer Babys hingewiesen werden.
- Hilfe beim ersten Anlegen ist anzubieten.
- Die Mütter sind darüber zu informieren, dass sie zum ersten Anlegen die zuständige Schwester hinzuziehen sollten.
- Erfolgt dies nicht innerhalb von 4–6 Stunden postpartal, ist durch eine Mitarbeiterin nachzufragen und Maßnahmen zur Stillförderung sind zu ergreifen.
- In den ersten 24 Stunden nach der Entbindung hat ein ausführliches Stillberatungsgespräch zu erfolgen. Dabei sind folgende Themen zu erläutern:
  - Stillpositionen
  - Anlegedauer
  - Anlegetechnik
  - Bedeutung der Muttermilch für Kind und Mutter
  - Empfehlung für die Dauer der Stillzeit

Zusätzlich sind Erläuterungen zum Bonding – dem wiederholten Herstellen des Haut-zu-Haut-Kontaktes zum Baby – zu geben. Dieses sollte so häufig und so viel, wie möglich erfolgen.

Während des Aufenthaltes auf der Station ist jeder Mutter die Entleerung der Brust per Hand zu erklären. Zusätzlich ist ein schriftliches Informationsblatt hierzu auszuhändigen.

Bis auf die im sechsten Schritt definierten Ausnahmen sind den neugeborenen Kindern keine Flüssigkeiten oder sonstige Nahrung zusätzlich zur Muttermilch zu geben. Ausnahmen dürfen nur dann gemacht werden, wenn es aus medizinischen Gründen angezeigt ist. Die Indikation ist schriftlich zu dokumentieren.

Außerdem erhalten gestillte Kinder keine Flaschen- oder Beruhigungssauger, da diese das Stillverhalten in den ersten Lebenswochen ungünstig beeinflussen können. Um dies sicherzustellen, sollten die Mitarbeiterinnen darauf achten, dass keine Sauger auf der Station frei verfügbar sind und sie sollten die Frauen über die nachteiligen Folgen von Saugern informieren.

Zu allen das Stillen und Bonding betreffenden Punkten sollten immer wieder Ermutigungen durch die Mitarbeiterinnen während des Aufenthalts der Frauen auf der Station erfolgen. Dies betrifft insbesondere auch die Ermutigung zum Stillen nach Bedarf. Da sich gezeigt hat, dass viele Frauen in der ersten Zeit unsicher sind und viel Unterstützung und Zuspruch benötigen, ist diese Unterstützung von besonderer Wichtigkeit.

Entlassung (Schritt 10 der „Zehn Schritte")

Im Rahmen eines Abschlussgespräches vor der Entlassung sind die offenen Fragen mit den Frauen zu klären. Dabei sind insbesondere wichtige Unterstützungsangebote wie Stillgruppen, Stillsprechstunden oder eine Stillambulanz zu nennen.

Zu allen genannten Unterstützungsangeboten ist schriftliches Informationsmaterial zur Verfügung zu stellen, mit dessen Hilfe sich die Frauen über die bereitstehenden Möglichkeiten informieren können.

Wünschenswert ist es, bei der Entlassung einen Hebammen-Brief mitzugeben, der Angaben zum Geburtsmodus, Informationen zum Baby, den bisherigen Stillverlauf, Besonderheiten und Schwierigkeiten sowie Hinweise zur weiteren Förderung des Stillens enthalten sollte. Dieser ist für die Kontinuität der Betreuung und zur Verbesserung der Kooperation des Krankenhauses mit den nachbetreuenden Hebammen sehr förderlich.

Nachbetreuung (Schritt 10 der „Zehn Schritte")

Zur Unterstützung der Frauen im Rahmen der Nachbetreuung ist die Einrichtung von offenen Stillgruppen zu empfehlen. Diese sollten etwa einmal pro Woche für eine Dauer von ca. 1-2 Stunden angeboten werden. Zusätzlich sollten – wenn möglich – Stillsprechstunden und/oder eine Stillambulanz eingerichtet werden, an die sich Frauen mit allen Problemen rund um das Stillen und die Babybetreuung wenden können. Idealerweise finden diese Sprechstunden mindestens dreimal pro Woche halbtags vormittags statt.

Zur weiteren Unterstützung bei auftretenden Problemen könnte eine 24-Stunden-Hotline zur Verfügung gestellt werden, unter der sich die Frauen – auch über die Zeit der Hebammen-Nachsorge hinaus – telefonisch Rat und Hilfe holen können. Eine solche Hotline könnte über die Wochenbettstation realisiert werden. Es muss bei deren Einrichtung aber unbedingt sichergestellt werden, dass sie von geeignet qualifizierten Mitarbeiterinnen besetzt wird.

Interne Richtlinien (Schritt 1 der „Zehn Schritte")

Alle wesentlichen Schritte sind in internen Richtlinien festzuhalten. Es ist darauf zu achten, dass diese Richtlinien allen Mitarbeiterinnen bekannt sind (siehe Kapitel 3.5.6 „Einarbeitung und Fortbildung", S. 99) und ständig auf dem neuesten Stand gehalten werden (siehe Kapitel 3.5.1 „Umgang mit Dokumenten", S. 78).

Interne Richtlinien finden sich häufig unter verschiedenen Bezeichnungen, eine eindeutige Begriffsdefinition existiert hierfür nicht. Verschiedene Begriffe werden synonym verwendet. Dies sind beispielsweise die Bezeichnungen „Standard" oder „interner Standard", „Richtlinie", „Verfahrensanweisung" oder „Arbeitsanweisung".

Unabhängig von der verwendeten Bezeichnung ist bei der Erstellung interner Richtlinien insbesondere auf Folgendes zu achten:
- Die Richtlinien müssen insgesamt die „Zehn Schritte" beinhalten und dürfen diesen nicht widersprechen.
- Die Richtlinien müssen klare und eindeutige Vorgaben enthalten, Missverständnisse und unklare Regelungen sollten soweit wie möglich vermieden werden.
- Ein einheitlicher Aufbau der internen Richtlinien sollte gewährleistet werden (z. B. Zweck des Standards; Begriffserklärungen, Verantwortlichkeit/Qualifikation der ausführenden Mitarbeiterin, Situationsbeschreibung, Maßnahmen/Inhalte, Erfolgskriterien, Anmerkungen, ggf. Verweis auf weiterführende Informationen/Literatur; siehe auch Kapitel 3.5.1 „Umgang mit Dokumenten", S. 78)

Beispiele wesentlicher Themen für interne Richtlinien sind:
- Präpartales Gespräch in der Schwangerenberatung
- Präpartales Gespräch auf der Wochenbettstation ab der 32. Schwangerschaftswoche
- Bonding im Kreißsaal und auf der Wochenbettstation
- Erstes Anlegen im Kreißsaal und auf der Wochenbettstation
- Postpartales Stillgespräch auf der Wochenbettstation
- Korrektes Anlegen und Stillpositionen
- Entleeren der Brust
- Alternative Fütterungsmethoden
- Zufüttern
- Massagetechniken der Brust
- Stillen bei Trennung von Mutter und Kind
- Abschlussgespräch vor Entlassung

Weitere Richtlinien sind nach eigenem Bedarf der Klinik zu erstellen.

Woran muss gedacht werden?
Bei der Erstellung von Richtlinien ist auf einheitliche Bezeichnungen zu achten, die den Vorgaben des Hauses entsprechen müssen. Darüber hinaus hat eine Freigabe durch eine verantwortliche Mitarbeiterin zu erfolgen (siehe Kapitel 3.5.1 „Umgang mit Dokumenten", S. 78).

Bei der Umsetzung des babyfreundlichen Betreuungskonzeptes sollte eine enge Kooperation mit den betreuenden Hebammen angestrebt werden, da diese eine wichtige Rolle in der Betreuung der Frauen übernehmen und damit auch großen Einfluss auf die Umsetzung des Konzeptes haben.

Alle durchgeführten Beratungsgespräche sind insbesondere in der Patientenakte sorgfältig zu dokumentieren. Dadurch kann es einerseits vermieden werden, dass Informationen doppelt gegeben werden und anderseits dient es als wichtiger Nachweis im Rahmen des Gutachtens für die Auszeichnung als „Babyfreundliches Krankenhaus".

3.5.10 Räume, Ausstattung und Lieferanten
Worum geht es?
Zu der in diesem Abschnitt besprochenen Ausstattung gehören insbesondere Hilfsmittel für alternative Fütterungsmethoden, Lagerungshilfen sowie künstliche Säuglingsnahrung. Darüber hinaus wird auf die erforderlichen Räumlichkeiten eines *„Babyfreundlichen Krankenhauses"* eingegangen.

Generell unterscheiden sich die Ausstattung und die Räume für ein *„Babyfreundliches Krankenhaus"* nur in geringem Umfang von denjenigen, die üblicherweise in einer Abteilung für Gynäkologie und Geburtshilfe zum Einsatz kommen. Es sind jedoch bei der Beschaffung im Sinne des *„Babyfreundlichen Krankenhauses"* bestimmte Regeln zu beachten, die in diesem Abschnitt erläutert werden. Darüber hinaus werden Hinweise für den Umgang mit den Lieferanten der verschiedenen Produkte gegeben, um auch hier den Vorgaben des *„Babyfreundlichen Krankenhauses"* genügen zu können.

Worin liegt der Nutzen?
Der wesentliche Nutzen der Regelungen des *„Babyfreundlichen Krankenhauses"* für die schwangeren Frauen und Mütter liegt im Schutz vor der Beeinflussung durch die Industrie, die üblicherweise versucht, in massiver Art für ihre künstliche Säuglingsnahrung und verschiedene Hilfsmittel Werbung zu betreiben.

Für das Krankenhaus ergibt sich erfahrungsgemäß eine Kostenersparnis durch den überwiegenden Wegfall bzw. die massive Reduzierung des Einsatzes künstlicher Säuglingsnahrung.

Schließlich kommt es zu einer Erleichterung bzw. Verbesserung des Beschaffungsvorganges, indem klare Vorgaben für die Beschaffung aller benötigten Materialien festgelegt werden.

Durch die Bereitstellung geeigneter Räume wird das Stillen erleichtert und der Kontakt der Frauen zu ihren Babys gefördert.

Wie funktioniert es?

Räume

Hinsichtlich der erforderlichen Räume bestehen kaum besondere Anforderungen an ein *„Babyfreundliches Krankenhaus"*. Wesentlich ist, dass ein 24-Stunden-Rooming-In praktiziert werden muss. Dabei kann das Baby sowohl in einem Säuglingsbettchen oder im Bett der Mutter liegen. Um das 24-Stunden-Rooming-In zu erleichtern, sollte möglichst auf separate Kinderzimmer verzichtet werden.

Wenn möglich, sollten Ruhebereiche eingerichtet werden, in die sich die Mütter mit ihren Babys zurückziehen können. Dies kann sowohl durch die Gestaltung entsprechender Räume, als auch durch zeitliche Vorgaben erfolgen, die für Ruhezeiten der Mütter sorgen.

Sofern es die Kapazitäten der Klinik erlauben, kann ein separater Raum als Stillcafé eingerichtet werden, wo sich die Mütter mit ihren Babys in gemütlichem Rahmen – nicht nur zum Stillen – treffen können. Der Gedanke ist hier, den Austausch der Mütter untereinander zu fördern und damit auch das Stillen als einen selbstverständlichen und natürlichen Vorgang zu stärken.

Ausstattung

Zunächst ist festzulegen, welche Ausstattung im Sinne des *„Babyfreundlichen Krankenhauses"* benötigt wird. Dies betrifft insbesondere Hilfsmittel für alternative Fütterungsmethoden, Lagerungshilfen und Glasflaschen. Gemeinsam mit der Stillbeauftragten sollte festgelegt werden, welche der verschiedenen am Markt befindlichen Produkte geeignet sind und zum Einsatz kommen sollen. Auch die benötigte Anzahl der Produkte sollte festgelegt werden.

Bei der Festlegung der zu beschaffenden Stillhilfsmittel sollte darauf geachtet werden, dass sie von Firmen stammen, die dem Kodex zur Vermarktung von Muttermilchersatzprodukten entsprechen (Informationen zum Kodex unter: www.ibfan.org/german/resource/who/fullcode-de.html).

Es empfiehlt sich, Art und Menge der Produkte sowie die jeweiligen Lieferanten in einer Liste festzuhalten. Dies erleichtert es den Mitarbeiterinnen – auch im Falle einer

Bestellung über den zentralen Einkauf – genau die als geeignet eingestuften Produkte zu erhalten und nicht versehentlich eine „Standardlieferung" des zentralen Einkaufs zu bekommen.

Um eine Beeinflussung der Mütter zu vermeiden, ist darauf zu achten, dass Flaschen immer ohne Aufdruck, d.h. als neutrale Glasflaschen ohne Firmenlogo beschafft werden. Gleiches gilt für die Beschaffung von Saugern.

Für den Einkauf künstlicher Säuglingsnahrung gelten zusätzliche Vorgaben. Um das Gutachten als *„Babyfreundliches Krankenhaus"* zu bestehen, ist es erforderlich, diese Produkte immer nur zu marktüblichen Preisen zu beschaffen. Die Annahme von kostenloser oder stark verbilligter künstlicher Säuglingsnahrung ist daher nicht zulässig.

Die Erfahrung *„Babyfreundlicher Krankenhäuser"* zeigt, dass es trotz dieses Verzichts auf kostenlose oder stark verbilligte künstliche Säuglingsnahrung in diesem Bereich zu einer Kostenersparnis kommt. Da im Rahmen des babyfreundlichen Betreuungskonzeptes eine Stillquote von mindestens 80 % erreicht werden soll, werden nur noch geringe Mengen an künstlicher Säuglingsnahrung benötigt.

Um nachweisen zu können, dass künstliche Säuglingsnahrung tatsächlich zu marktüblichen Preisen beschafft wurde, sind im Rahmen des Gutachtens die Rechnungen der letzten 12 Monate vorzulegen. Sofern die Bestellung über einen zentralen Einkauf erfolgt, sollten daher Kopien der Rechnungen der Station jeweils umgehend zur Verfügung gestellt werden.

Ergänzend sollte eine festgelegte Rotation der Herstellerfirmen für künstliche Säuglingsnahrung erfolgen, um Abhängigkeiten von vorneherein zu vermeiden. Empfehlenswert ist ein mindestens halbjährlicher Wechsel der Herstellerfirma, auch im Falle der Bestellung über den gleichen Großhändler.

Um eine unkontrollierte Entnahme und Verwendung von künstlicher Säuglingsnahrung zu vermeiden, sollte die Lagerung der Produkte immer so erfolgen, dass sie nicht öffentlich zugänglich sind. Die Herausgabe an die Mütter erfolgt dann immer nur auf Anfrage durch das Personal.

Hinsichtlich der hygienischen Aspekte stellen sich keine besonderen Anforderungen an die Ausstattung eines *„Babyfreundlichen Krankenhauses"*. Die erforderliche Aufbereitung der Flaschen und Brusthauben sowie Milchpumpen erfolgt in der Regel auf der Station selbst. Die hierfür festgelegten Schritte sind im Hygieneplan niederzulegen oder in einer separaten Anweisung zu beschreiben.

Lieferanten

Hinsichtlich des Umgangs mit den Herstellerfirmen für künstliche Säuglingsnahrung, Hilfsmittel für alternative Fütterungsmethoden und andere Produkte sollten auf der Station klare Regeln definiert werden und allen Mitarbeiterinnen bekannt sein.

Es sollte auf jeden Fall dafür gesorgt werden, dass keine unkontrollierte Annahme von Werbematerial erfolgt. Diese so genannten „Mütterpräsente" sind im Sinne des *„Babyfreundlichen Krankenhauses"* als unzulässige Beeinflussung der Mütter zu vermeiden. Häufig liegen diesen Präsenten Stillempfehlungen der Firmen bei, die implizieren, dass Muttermilch als alleinige Ernährung für Säuglinge nicht ausreichend ist. Dies läuft dem Konzept des *„Babyfreundlichen Krankenhauses"* direkt zuwider.

Auch die Kontrolle eingehender Lieferungen z. B. von bestellter künstlicher Säuglingsnahrung sollte sorgfältig erfolgen. Damit kann vermieden werden, dass „versehentlich" in die Lieferung geratene Nuckel, Stillempfehlungen der Firmen oder ähnliche unerwünschte „Mütterpräsente" ihren Weg auf die Station finden.

Auch Werbepräsente in Form von Notizblöcken, Kugelschreibern o. ä. werden nicht angenommen, sofern sie mit der Werbung von Firmen für künstliche Säuglingsnahrung versehen sind. Dieser Punkt wird von den Gutachterinnen im Rahmen der Begehung kritisch beleuchtet.

Sofern sich die Klinik nicht sicher ist, ob ein Produkt ausgelegt oder beworben werden darf, empfiehlt es sich immer, zunächst mit der WHO/UNICEF-Initiative Rücksprache zu nehmen.

Um schließlich sicherstellen zu können, dass auf der Station nur Informationen ausliegen, die das Konzept des *„Babyfreundlichen Krankenhauses"* unterstützen, sollte externes Informationsmaterial nur dann verwendet werden, wenn es von der WHO/ UNICEF-Initiative oder verwandten Organisationen stammt (siehe auch Kapitel 3.5.8 „Kommunikation mit den Frauen und Familien", S. 109).

Woran muss gedacht werden?
Um Probleme mit unerwünschten Gratisproben künstlicher Säuglingsnahrung oder anderen unerwünschten Produkten zu vermeiden, sollte der zentrale Einkauf – sofern vorhanden – unbedingt über die Vorgaben des *„Babyfreundlichen Krankenhauses"* informiert werden. Dies sollte idealer Weise durch eine schriftliche Mitteilung erfolgen.

In gleicher Weise sind auch alle beteiligten Mitarbeiterinnen auf der Station zu informieren. Insbesondere gilt dies auch für die Einarbeitung neuer Mitarbeiterinnen.

Schließlich ist es sehr zu empfehlen, für die Vertreter der Hersteller künstlicher Säuglingsnahrung und anderer Produkte eine feste Ansprechpartnerin auf der Station zu benennen. Diese Aufgabe kann gut die Stillbeauftragte oder die Prozesskoordinatorin der WHO/UNICEF-Initiative wahrnehmen. Auch damit lassen sich Probleme mit der eventuellen Verteilung von Gratisproben von vorneherein verringern.

3.5.11 Messung, Analyse, Verbesserung
Worum geht es?
Im Rahmen des Qualitätsmanagements spielt die Erhebung und Auswertung von Daten – häufig auch als Kennzahlen bezeichnet – eine wichtige Rolle. Daten sind der Nachweis über die geleistete Arbeit und ihre Auswertung kann potentielle Schwachstellen als Ansatzpunkt für Verbesserungen aufzeigen.

In diesem Rahmen spielt auch die Patientenzufriedenheit eine wichtige Rolle, da die Zufriedenheit der Mütter mit dem Aufenthalt auf der Station ein wesentliches – wenn nicht sogar das wesentlichste – Kriterium für den Erfolg des Konzeptes des *„Babyfreundlichen Krankenhauses"* ist.

Dieser Abschnitt befasst sich mit den im Rahmen des *„Babyfreundlichen Krankenhauses"* zu erhebenden Daten sowie weiteren sinnvollen Kennzahlen und deren Auswertung. Darüber hinaus wird das Thema Patientenbefragung angesprochen und Maßnahmen zur Einleitung von Verbesserungsprozessen erläutert.

Worin liegt der Nutzen?

Über die Erhebung und Auswertung von Daten lässt sich ein Rückschluss auf die Arbeit der Station ziehen. Zusätzlich liefern Daten Belege über die eigene Tätigkeit. Schließlich werden bestimmte Daten für das Gutachten zum „*Babyfreundlichen Krankenhaus*" als Nachweis über die erfolgreiche Einführung und Anwendung des Konzeptes benötigt.

Darüber hinaus bieten geeignete Daten dem Krankenhaus eine – über das Bauchgefühl hinausgehende – Grundlage zur Bewertung der Ist-Situation und zum Einleiten erforderlicher Verbesserungsschritte. Sinnvoll ausgewertete Daten stellen damit die wesentliche Grundlage dar, auf der fundierte Entscheidungen getroffen werden können.

Patientenbefragungen bieten über die Erhebung interner Daten hinaus den Vorteil, die direkte Einschätzung der Frauen zu erhalten. Da letztlich die Zufriedenheit der Frauen mit der Station das wesentliche Kriterium für den Erfolg des babyfreundlichen Betreuungskonzeptes ist, liefern die Angaben aus der Patientenbefragung wichtige Erkenntnisse und mögliche Hinweise auf erforderliche Verbesserungen.

Wie funktioniert es?

Datenerfassung

Wesentliche Daten, die im Rahmen des Gutachtens zum „*Babyfreundlichen Krankenhaus*" vorgelegt werden müssen, sind im Anhang (siehe „Ablaufplan für Krankenhäuser") zusammengestellt. Die Erfüllung dieser Kriterien ist im Rahmen des Gutachtens anhand geeigneter Auswertungen nachzuweisen.

Es sind daher frühzeitig Methoden festzulegen, wie die erforderlichen Daten mit möglichst geringem Aufwand zusammengestellt werden können. Die Stillquote lässt sich beispielsweise durch Auswertung der Hebammen-Briefe ermitteln, kann aber auch auf anderem Wege (z. B. aus der Patientendokumentation) direkt gewonnen werden.

Eine weitere wichtige Kennzahl kann die Anzahl der bestellten Portionen an Babynahrung sein. Diese ist nicht verpflichtend im Rahmen des Gutachtens zum „*Babyfreundlichen Krankenhaus*" zu erheben, kann jedoch insbesondere auch für die Verwaltung eine interessante Angabe sein. Auf diesem Wege lässt sich nämlich belegen, dass das babyfreundliche Betreuungskonzept sich förderlich auf die Senkung der Kosten auswirkt.

Welche Kennzahlen die Klinik darüber hinaus festlegt und regelmäßig auswertet, ist stark von der gewünschten Transparenz und dem Aufwand abhängig. Denkbar wäre beispielsweise die Abfrage, wie viele Frauen, die an Informationsveranstaltungen der Klinik teilgenommen haben, sich auch tatsächlich für das Haus entschieden haben. Hieraus ließen sich Rückschlüsse auf die Qualität der Informationsveranstaltungen ziehen. Auch die aus der Patientenbefragung zu gewinnende Weiterempfehlungsquote kann eine wichtige Kennzahl darstellen.

Datenauswertung

Um die Verständlichkeit ausgewerteter Daten zu erhöhen, sollten die Zahlen möglichst in grafischer Form aufbereitet werden. Standard-Software wie z. B. Microsoft Excel bieten hier eine Vielzahl von einfach zu nutzenden Möglichkeiten.

Bei kontinuierlicher – z. B. monatlicher – Auswertung der Daten lassen sich dann gut Verläufe und Entwicklungen der Werte darstellen. Dadurch ist schnell ein Überblick zu gewinnen, ob die selbst gesteckten bzw. durch das Konzept des *„Babyfreundlichen Krankenhauses"* festgelegten Vorgaben eingehalten sind oder ob es zu größeren Schwankungen kommt. Entsprechend schnell kann man dann gegensteuern und Verbesserungen einleiten. Beispielsweise könnte eine Gegenmaßnahme bei einer kontinuierlich zurückgehenden Stillquote die intensivere Information der Frauen sein. Die Entscheidung über nötige Maßnahmen aufgrund der gewonnenen Daten trifft in der Regel die Lenkungsgruppe.

Die Ergebnisse der Datenauswertung sollten allen Mitarbeiterinnen zugänglich gemacht werden. Hierfür ist der Aushang der Ergebnisse im Gemeinschaftsraum oder an anderer geeigneter Stelle zu empfehlen. Einerseits trägt dies zur Motivation bei, wenn sich anhand guter Werte belegen lässt, dass die Ziele erreicht wurden. Andererseits geben die Grafiken Ansporn zur weiteren Verbesserung, wenn die Ziele noch nicht ganz erreicht werden. Außerdem liefert eine solche Darstellung Diskussionsstoff, z. B. über die festgestellten Schwankungen der Werte und kann für die Arbeit im Qualitätszirkel zugrundegelegt werden.

Patientenbefragungen

Patientenbefragungen sind ein wichtiges Hilfsmittel, um die Meinung der Frauen über die eigenen Leistungen systematisch zu erfassen und sich damit quasi von außen den Spiegel vorhalten zu lassen.

Auch wenn es verschiedene fertig zu kaufende Befragungen zur Patientenzufriedenheit gibt, empfiehlt sich in der Regel die Erstellung eines eigenen Fragebogens, der den Bedürfnissen der Station angepasst ist. Auf diese Weise erspart man sich unnötige und ggf. als lästig empfundene Fragen und konzentriert sich auf die wirklich interessierenden Punkte.

Bei der Erstellung und Durchführung einer Patientenbefragung sollte Folgendes beachtet werden:

- Fragebögen nicht länger als eine DIN-A4-Seite (wird sonst eher unwillig ausgefüllt)
- Maximal 12 Fragen haben sich bewährt.
- Eine Frage zur Gesamtzufriedenheit stellen.
- Frage nach Weiterempfehlung stellen (ist ein weiteres Zeichen für die Zufriedenheit).
- Weitere Fragen können die Freundlichkeit des Personals, die Verständlichkeit der gegebenen Erklärungen, den allgemeinen Umgang mit den Frauen usw. betreffen. Es kann sinnvoll sein, die verschiedenen Bereiche der Station bei der Befragung zu berücksichtigen (z. B. Wie zufrieden sind Sie mit dem Vorgespräch? Wie zufrieden sind sie mit Ihrem Aufenthalt? Wie zufrieden sind Sie mit dem Ablauf der Entlassung?).

Für die Einstufung der Antworten hat sich eine gerade Skala bewährt (z. B. Schulnoten 1–6). Da es hier keine „Mitte" anzukreuzen gibt, muss die Befragte eine eindeutige Aussage zur positiven oder negativen Seite treffen.

Die Ausgabe der Fragebögen sollte etwa nach 2 Tagen Aufenthalt auf der Station erfolgen, damit die Frauen bereits einen Eindruck gewinnen konnten. Es empfiehlt sich in jedem Fall, die Bögen nicht nur auszulegen, sondern mit ein paar einführenden Worten durch die Mitarbeiterinnen ausgeben zu lassen. Dies erhöht die Rückgabequote wesentlich.

Für die Rückgabe sollte ein Briefkasten oder eine andere Art der anonymen Rückgabe bereitstehen. Auch dies erhöht wesentlich die Rückgabequote, da die Befragte keine Angst vor negativen Konsequenzen bei einer weniger positiven Bewertung haben muss.

Grundsätzlich sind zwei Wege für die zeitliche Durchführung einer Patientenbefragung möglich. Einerseits kann die Befragung stichprobenartig über einen gewissen Zeitraum laufen (z. B. einen Monat oder ein Quartal) oder die Befragung wird kontinuierlich durchgeführt.

Bei der Befragung über einen beschränkten Zeitraum reduziert sich der Aufwand der Auswertung. Dafür kann sich jedoch ein verzerrtes Bild ergeben, weil z. B. aufgrund des schönen Sommerwetters die Grundstimmung der Befragten sowieso positiver war.

Eine kontinuierliche Befragung bereitet einen höheren Aufwand bei der Auswertung. Sie bietet dafür allerdings den Vorteil, dass sich zeitliche Verläufe über die Monate abbilden lassen, sofern man eine regelmäßige Auswertung durchführt. Dadurch lassen sich Tendenzen und Ereignisse auf der Station (z. B. eine Änderung der Personalzusammensetzung) erkennen. Dies kann für die zeitnahe Festlegung von Verbesserungsmaßnahmen vorteilhaft sein.

Verbesserungsmaßnahmen

Zur systematischen Umsetzung von Verbesserungsmaßnahmen hat sich die Arbeit im Qualitätszirkel bewährt (siehe auch Kapitel 2.3.3 „Der Qualitätszirkel", S. 35).

Zusätzlich zu den erhobenen Daten sollten auch festgestellte Fehler regelmäßig ausgewertet werden. Um hier auf genügend Informationen zurückgreifen zu können, sind Fehlerbücher oder Listen sinnvoll, in die alle Mitarbeiterinnen die ihnen aufgefallenen Fehler eintragen.

Wichtig beim Umgang mit festgestellten Fehlern ist die Einführung einer „Fehlerkultur". Diese beinhaltet, dass die Frage „Warum ist es passiert?" unbedingten Vorrang haben muss vor der Frage „Wer ist schuld?". Ein offener Umgang mit Fehlern sollte eingeführt werden. Das Motto sollte dabei sein: „Fehler können passieren, wir sollten aber aus ihnen lernen und sie nicht wiederholen". Aus dieser positiven Einstellung heraus können Fehler sinnvoll als Chance zur Verbesserung genutzt werden und entsprechend im Qualitätszirkel oder in den Teamsitzungen behandelt werden. Auch die Besprechung des „Fehlers des Monats" in der Teamsitzung kann ein Mittel der systematischen Verbesserung sein. Um der Sorge nach zu großer Betonung des Negativen vorzubeugen kann ein weiterer Tagesordnungspunkt jeweils das „positive Ereignis des Monats" sein.

Um die systematische Bearbeitung der Verbesserungsmaßnahmen zu erleichtern und den Überblick zu behalten, hat sich die Erstellung eines so genannten Maßnahmenplanes bewährt (siehe Abbildung 1 im Kapitel 2.2.3, S. 30). Hier werden die erforderlichen Schritte einschließlich der vorgesehenen Zeit für die Erledigung und der verantwortlichen Person eingetragen. Auf diesem Weg lässt sich leichter der Überblick über laufende und abgeschlossene Verbesserungsmaßnahmen bewahren.

Schließlich sollte im Sinne des Qualitätsmanagements nach der Umsetzung einer Verbesserungsmaßnahme in angemessenem zeitlichem Abstand deren Wirksamkeit bewertet werden. Es ist sinnvoll, diese Aufgabe dem Qualitätszirkel zu übertragen. Dieses Gremium kann auch gleich das weitere Vorgehen festlegen, wenn eine Verbesserungsmaßnahme nicht den gewünschten Erfolg hat.

Woran muss gedacht werden?
Um in der Vorbereitung auf das Gutachten als *„Babyfreundliches Krankenhaus"* einen unnötigen Aufwand für die Zusammenstellung benötigter Daten zu vermeiden, wird dringend geraten, frühzeitig mit der Erhebung und Zusammenstellung der erforderlichen Statistiken zu beginnen. Mindestens 6 Monate vor dem Termin des Gutachtens sollten die entsprechenden Datenerhebungen und Auswertungen eingeführt werden.

3.6 Zusammenfassung
Wir hoffen, dass wir mit den erläuternden Texten dem Qualitätsmanagement-Anfänger einen Eindruck von den Bestandteilen des Qualitätsmanagement-Systems *„Babyfreundliches Krankenhaus"* geben konnten. Vielleicht waren auch einige Anregungen und Ideen dabei, die Sie für die Gestaltung Ihres eigenen Qualitätsmanagement-Systems verwenden können.

Die Qualitätsmanagement-Profis konnten hoffentlich gut erkennen, wie sich das Qualitätsmanagement-System des *„Babyfreundlichen Krankenhauses"* in ihre bestehenden Qualitätsmanagement-Systeme einfügen lässt und welche Schritte auf dem Weg zu einem erfolgreichen Gutachten noch erforderlich sind.

In diesem Sinne wünschen wir allen Interessierten am Qualitätsmanagement-System *„Babyfreundliches Krankenhaus"* gutes Gelingen beim Auf- und Ausbau ihrer Qualitätsmanagement-Systeme und ein erfolgreiches Gutachten zum krönenden Abschluss.

Gisela Meese

IV Erfolgreiches Krankenhausmarketing mit dem Qualitätssiegel von WHO und UNICEF

4.1 Besonderheiten und Chancen des Geburtshilfemarketings

Für das Zielgruppenmarketing in der Geburtshilfe gelten andere Maßstäbe als für das Marketing anderer Abteilungen eines Krankenhauses. Schwangere sind keine „Patientinnen" mit dem Leidensdruck einer Erkrankung. Die Schwangerschaft wird vor allem mit der freudigen Erwartung der Geburt eines Kindes verknüpft. Bei kaum einem anderen Ereignis sind die Familienmitglieder und Freunde so involviert wie bei der Geburt eines Kindes. Die Geburtshilfe und die Wochenstation rücken in den Fokus der Aufmerksamkeit des sozialen Umfeldes der jungen Familie. Deshalb haben gerade diese Abteilungen das Potential, zum Sympathieträger und „Aushängeschild" des gesamten Krankenhauses zu werden. Geburtshilfemarketing sollte dieses positive Potential nutzen. Gelungenes Geburtshilfemarketing ist ein wirksamer „Hebel" für das gesamte Krankenhausmarketing.

4.1.1 Megatrends in der Geburtshilfe

Werdende Eltern informieren sich heute umfassend und wollen nichts dem Zufall überlassen. Sie haben hohe Erwartungen an die Geburtsklinik. Verstärkt wird dieser Trend durch das steigende Durchschnittsalter der Erstgebärenden und die Tendenz zum Einzelkind. Die Ansprüche dieser Zielgruppe steigen schneller als die Geburtskliniken darauf reagieren können. Gleichzeitig führt die zunehmende Ökonomisierung des Gesundheitswesens dazu, dass für gleiche Leistung gleiches Geld gezahlt wird. Somit können die Gebärenden nicht mehr mit solidarisch finanzierten Zusatzleistungen beeindruckt werden. Wie soll ein Krankenhaus im Verdrängungswettbewerb überleben, ohne Mehrkosten zu verursachen? Nach einer Studie des Riegel-Institutes gibt es derzeit 32 % unzufriedene und unentschlossene Wöchnerinnen, 47 % zufriedene Wöchnerinnen und 21 % begeisterte Wöchnerinnen. Das Institut gelangt zu dem Fazit, dass wettbewerbsüberlegene Geburtshilfe mehr „begeisterte Wöchnerinnen" braucht. Die Professionalität der Geburtshilfe allein reicht nicht mehr aus, sie „begeistert" nicht mehr. Sie wird vielmehr erwartet und vorausgesetzt. Es sind die „kleinen" wöchnerinnen- und babyfreundlichen Leistungen, die werdende und junge Eltern ideell an die Klinik binden (Prof. Gerhard F. Riegel, persönliche Kommunikation). Eine Befragung von Wöchnerinnen im Klinikum Worms zeigt, dass die Betreuungsqualität einer Geburtsklinik einen stärkeren Einfluss auf das Geburtserlebnis hat als die technische Ausstattung des Kreißsaals (Hitschhold und Luaies, 2005). Eine Studie aus Österreich weist die hohe Zufriedenheit der Mütter mit der Betreuung in Stillfreundlichen Krankenhäusern nach. Beispielsweise schätzen alle Befragten die hohe Qualität der Stillberatung (Kern et al, 2006).

Es sind die „weichen Faktoren", die *„Babyfreundliche Krankenhäuser"* charakterisieren und ihren Wettbewerbsvorteil ausmachen. Vorrangige Aufgabe des Geburtshilfemarketings eines *„Babyfreundlichen Krankenhauses"* ist es, dieses „Plus" in das Bewusstsein der werdenden Eltern und deren Angehörige zu bringen. Bei der Tendenz zum Einzelkind muss diese Zielgruppe immer neu gewonnen werden. Die Kontinuität des Geburtshilfemarketings ist deshalb ganz entscheidend für den langfristigen Erfolg der Klinik.

4.2 Kommen Sie ins Gespräch: Die Auszeichnung mit dem internationalen Qualitätssiegel

Die offizielle Auszeichnung ist der „Startschuss" für das Marketing eines *„Babyfreundlichen Krankenhauses"*. Diese Auszeichnung hat große Strahlkraft nach innen und außen. Deshalb muss die Übergabe der Plakette sorgfältig inszeniert werden, um die gewünschte öffentliche Aufmerksamkeit zu erzielen.

4.2.1 Projektmanagement der feierlichen Plakettenübergabe

Die Veranstaltung wird in enger Abstimmung mit der WHO/UNICEF-Initiative vorbereitet. Eine Repräsentantin der Initiative wird die internationale Plakette überreichen. Bei der Vorbereitung der Auszeichnungsfeier zahlt sich ein gutes Projektmanagement aus. Das Krankenhaus benennt eine Projektleiterin für die Vorbereitung der offiziellen Auszeichnung. Es ist erforderlich, dass die Projektleitung für diese Aufgabe autorisiert ist und in enger Abstimmung mit der Klinikleitung handelt. Sie sollte deshalb direkten persönlichen Kontakt zu den Entscheidern haben und gut erreichbar sein (siehe auch Kapitel 2.3.1 „Die oberste Leitung", S. 31, und Kapitel 2.4.8 „Öffentlichkeitsarbeit", S. 57).

4.2.2 Zeitmanagement der feierlichen Plakettenübergabe

Auch wenn es oft schwer fällt, nach einem erfolgreichen Gutachten auf die offizielle Ehrung noch warten zu müssen: Für eine sorgfältige Vorbereitung der feierlichen Plakettenübergabe sind mindestens drei Monate erforderlich. Wenn eine prominente Persönlichkeit eingeladen wird, kann sich diese Zeitspanne noch verlängern, da diese Personen in der Regel stark terminiert sind. Folgende Gesichtspunkte helfen den besten Zeitpunkt für die Plakettenübergabe festzulegen:

Es gibt Gedenk- und Jahrestage oder Themenwochen, über die sich eine thematische Verbindung zur Krankenhausauszeichnung herstellen lässt. Geeignet sind beispielsweise die „Weltstillwoche" (jedes Jahr in der 40. Kalenderwoche) oder der „Weltkindertag" (20. September). Journalisten sind zu diesen Terminen den jeweiligen Themen gegenüber sehr aufgeschlossen und die Medien wollen darüber berichten. Einen Jahresplaner mit den wichtigsten Gesundheitstagen gibt es auf der Internetseite der Bundeszentrale für gesundheitliche Aufklärung (BZgA) unter www.bzga.de.

Die feierliche Plakettenübergabe kann auch mit der Einweihung neuer Räume oder Gebäude oder mit Jubiläen der Klinik oder ähnlichen lokalen Anlässen verbunden werden. Das reduziert den Aufwand, da nur eine Feier vorbereitet werden muss, und es garantiert öffentliche Aufmerksamkeit.

4.2.3 Akquise einer prominenten Persönlichkeit für die Auszeichnung

Die WHO/UNICEF-Initiative unterstützt die *„Babyfreundlichen Krankenhäuser"* bei der Akquise einer prominenten Persönlichkeit. Öffentliche Bekanntheit allein reicht dabei nicht aus. Oberstes Auswahlkriterium ist, dass diese Person die Thematik „Babyfreundlichkeit" glaubwürdig vertreten kann. In Einzelfällen gelingt es, sehr bekannte Personen zu gewinnen. Allerdings sind diese in der Regel stark terminiert und dies kann den Zeitpunkt der Auszeichnung in weite Ferne rücken. Außerdem ist bei diesem Personenkreis das Risiko sehr hoch, dass die Teilnahme an der Veranstaltung kurzfristig abgesagt wird. Oftmals ist es empfehlenswerter, eine Person zu wählen, die im lokalen Umfeld der Klinik bekannt ist. Sehr sympathisch sind zum Beispiel Sportlerinnen oder Schauspielerinnen, die selbst Mutter sind. Günstig ist es auch, eine bekannte Journalistin, Moderatorin oder Redakteurin der lokalen Medien auszuwählen. Das hat darüber hinaus den Vorteil, dass durch diese Personen eine Berichterstattung in dem jeweiligen Medium bereits sicher ist!

4.2.4 Einladung der Gäste

Die WHO/UNICEF-Initiative stellt Vorlagen und Musterbriefe für die Einladung der Gäste und der Presse zur Verfügung. Personen und Funktionsträger, die für das Krankenhaus wichtig sind, sollten unbedingt eingeladen werden. Besonders berücksichtigt werden sollten Einweiser, Vertreter von Krankenkassen und Verbänden. Auch die lokale politische Prominenz sollte nicht fehlen.

4.2.5 Die feierliche Plakettenübergabe als Chance für interne Imagepflege und Mitarbeiterbindung

Die feierliche Plakettenübergabe ist auch eine Möglichkeit für die krankenhausinterne Imagepflege und die Motivation der Mitarbeiterinnen. Das Team der Geburtshilfe und/ oder Kinderklinik hat sich für das Gutachten vorbereitet und Anerkennung verdient. Besonders engagierte Personen sollten in der Pressemeldung oder bei der Ansprache der Vertreterin der WHO/UNICEF-Initiative namentlich erwähnt werden. Das gesamte Team sollte bei der Feierlichkeit teilnehmen können und Präsente oder Blumen erhalten.

Die Leitungen anderer Abteilungen sollten zur Auszeichnungsfeier eingeladen werden, um das Ansehen der Geburtshilfe und/oder Kinderklinik innerhalb des Hauses zu steigern.

4.2.6 Einladung der Presse / Pressearbeit

Die Lokalpresse, Radio und lokale Fernsehsender sollten rechtzeitig, aber nicht zu früh von der Verleihung informiert werden (etwa eine Woche vorher). Die WHO/UNICEF-Initiative stellt eine Pressemeldung zur Verfügung, die mit dem jeweiligen Krankenhaus abgestimmt wird. Diese **Pressemeldung** kann das Krankenhaus an die Lokalpresse weitergeben und in die Pressemappe legen.

Eine **Pressemappe** sollte Folgendes enthalten:
- Presseinformation der WHO/UNICEF-Initiative zur Auszeichnung

Bei einer Pressekonferenz oder einem Pressegespräch:
- Liste „Ihre Ansprechpartner" mit Funktion und/oder Kurzvita
- Anwesenheitsliste für die Journalisten
- Grußwort des prominenten Ehrengastes
- Imagebroschüre der WHO/UNICEF-Initiative
- Imagebroschüre des Krankenhauses
- Elterninformationen

Es ist empfehlenswert, wenn die Inhalte der Pressemappe soweit als möglich auch in elektronischer Form vorliegen und interessierten Journalisten kurzfristig zur Verfügung gestellt werden können. Die WHO/UNICEF-Initiative verschickt die Pressemeldung am Tag der Auszeichnung an die überregionale Presse und stellt sie auf ihre Internetseite (www.babyfreundlich.org/presse.html)

4.2.7 Veranstaltungsmanagement für den Tag der feierlichen Plakettenübergabe

Der Muster-Ablaufplan der WHO/UNICEF-Initiative für die feierliche Auszeichnung sieht ein Pressegespräch vor der Festveranstaltung vor (siehe Anhang). Die Plakettenübergabe sollte den Abschluss der Veranstaltung bilden. Nach der Festveranstaltung kann den Journalisten ein Presserundgang auf der Geburtsstation und/oder Kinderklinik angeboten werden.

Ein musikalischer Rahmen und Dekorationen tragen zu einer feierlichen Atmosphäre bei. Blumensträuße und kleine Präsente unterstreichen die Leistung der Personen, die sich besonders für die Auszeichnung engagiert haben. Es kann der feierlichen Stimmung abträglich sein, wenn das Personal in Dienstkleidung erscheint und „auf Abruf" ist. Es können auch Eltern mit ihren Säuglingen und Kindern zur Feier eingeladen werden. Das macht die Veranstaltung lebendig und stärkt die Verbundenheit der jungen Familien mit dem Krankenhaus.

Die Auszeichnung sollte auf jeden Fall auf dem Gelände des Krankenhauses stattfinden.

4.2.8 Vorbereitungen am Auszeichnungstag

Prominente Gäste und die Repräsentantin der WHO/UNICEF-Initiative sollten persönliche Ansprechpartnerinnen haben, die sie zum Veranstaltungsort begleiten. Alle Mitwirkenden sollten vor der Veranstaltung über den Ablauf kurz informiert werden. Nach der Plakettenübergabe sollten sich alle Mitwirkenden für die Presse zu einem Gruppenfoto aufstellen. Dazu muss geklärt werden, wie sich die Gruppe am besten arrangiert und ob die Lichtverhältnisse ausreichend sind. Es ist wichtig, dass es von diesem besonderen Moment ein professionelles Foto gibt, das den Medien als Pressefoto angeboten werden kann. Auch für die weitere Öffentlichkeitsarbeit der Klinik wird dieses Foto vielfältig verwendet werden können. Es ist deshalb sehr empfehlenswert, einen professionellen Fotografen zu beauftragen.

4.3. Elemente der Außendarstellung eines „Babyfreundlichen Krankenhauses"

Wichtigstes Erkennungsmerkmal eines *„Babyfreundlichen Krankenhauses"* ist die internationale Messing-Plakette mit dem eingravierten Namen des Krankenhauses. Diese Plakette wird zusammen mit einem Poster vom Picasso-Bild „Maternity" eingerahmt und eignet sich gut für eine Platzierung im Eingangsbereich der Geburtshilfe oder des Krankenhauses. Darüber hinaus erhalten *„Babyfreundliche Krankenhäuser"* ein spezielles Logo, das auf die internationale Anerkennung des Hauses hinweist. Dieses Logo kann für die Geschäftsunterlagen, Printmedien und auch für das Internet verwendet werden. Außerdem hat die Initiative Poster, Aufkleber, Folder, Anzeigenvorlagen und Webbanner produziert, die den *„Babyfreundlichen Krankenhäusern"* kostenfrei zur Verfügung gestellt werden.

4.4 Zielgruppenmarketing

Geburtskliniken haben ein vielfältiges Instrumentarium, um werdende Eltern zu informieren und für ein Krankenhaus zu gewinnen.

4.4.1 Informationsveranstaltungen für Eltern

Mundpropaganda und Informationsveranstaltungen haben eine größere Wirkung als Hochglanzbroschüren oder Internetwerbung (Prof. Gerhard F. Riegl, persönliche Kommunikation). Die „Babyfreundlichkeit" sollte deshalb insbesondere bei Elternabenden, Kreißsaalführungen, Vorträgen und in der Schwangerenvorsorge kontinuierlich angesprochen werden. Die Informationsmaterialien und Medien der WHO/UNICEF-Initiative (siehe auch Kapitel 4.3 „Elemente der Außendarstellung eines *„Babyfreundlichen Krankenhauses", S. 138*) können bei diesen Veranstaltungen unterstützend eingesetzt werden. Wie die Informationsveranstaltungen in das Qualitätsmanagement-System eingebunden werden können, wird im Kapitel 3.5.7, S. 107 beschrieben.

4.4.2 Internetpräsenz und Elternportal der Initiative

„Babyfreundliche Krankenhäuser" haben die Möglichkeit, ihre lokalen Daten in den Veranstaltungskalender und die Baby-Galerie auf dem **Elternportal der Initiative** unter http://eltern.babyfreundlich.org/ einzupflegen. Das Portal wendet sich mit attraktiven Serviceleistungen an werdende Eltern und weist auf *„Babyfreundliche Krankenhäuser"* hin. Es wird von der Initiative bundesweit beworben. Damit bietet das Portal für jede Babyfreundliche Klinik eine ideale Plattform für die Eigenpräsentation und eine gezielte Erreichbarkeit der wichtigen Zielgruppe. Das Logo des *„Babyfreundlichen Krankenhauses"*, das Pressefoto von der Auszeichnung und wichtige Informationen für werdende Eltern sollten auch auf der lokalen Website des Krankenhauses nicht fehlen. An dieser Stelle ist eine Verlinkung zum Elternportal der Initiative sinnvoll.

4.4.3 Einweiser

Die **Einweiser** sind eine entscheidende Zielgruppe für das Geburtshilfemarketing. Es ist wichtig, dass das Krankenhaus gerade diese Partner von dem Babyfreundlichen Betreuungskonzept überzeugt. Die Kompetenz, die das Personal für das Gutachten erworben hat, sollte auch in diesem Zusammenhang genutzt werden. Beispielsweise kann das Krankenhaus niedergelassene Ärzte zu Fachgesprächen oder Symposien einladen. Auch wird eine Vernetzung bei der Zusammenarbeit der stationären und ambulanten Bereiche positiv aufgenommen. Zum Beispiel können Still-Anamnesebögen der Klinik die weitere Betreuung durch die niedergelassenen Ärzte oder Hebammen erleichtern.

4.4.4 Spezielle Serviceangebote nach der Entlassung aus der Klinik

Viele „*Babyfreundliche Krankenhäuser*" wenden sich über den Klinikaufenthalt hinaus mit besonderen Serviceleistungen an die jungen Familien. Stillcafés, Stillhotline und Stillambulanz tragen dazu bei, die besondere Kompetenz und Leistungsfähigkeit eines „*Babyfreundlichen Krankenhauses*" bei der wichtigen Zielgruppe zu verankern.

4.4.5 Anlässe nutzen und im Gespräch bleiben

Viele Anlässe eignen sich, im nahen Umfeld der Klinik auf eine sympathische und unaufdringliche Art über die besonderen Leistungen eines „*Babyfreundlichen Krankenhauses*" zu informieren. Geeignet sind auch Aktionstage und Aktionswochen, mit denen Krankenhäuser ihre Zielgruppe direkt erreichen und begeistern können. Gleichzeitig geben sie Anlass für eine positive öffentliche Berichterstattung. Die Initiative hat Kampagnen für „*Babyfreundliche Krankenhäuser*" konzipiert, die im Rahmen der bundesweiten Weltstillwoche auf lokaler Ebene umgesetzt werden. Die Initiative greift das internationale Motto der Weltstillwoche auf und macht Aktionsvorschläge. Die Krankenhäuser erhalten geeignete Medien für die Kampagne (Aufkleber, Karten zum Anhängen an Luftballons, Sticker etc.). Für die lokale Pressearbeit des Krankenhauses erhalten Mitglieder eine Muster-Pressemeldung zu den jeweiligen Anlässen. Die lokalen Aktionen werden von der überregionalen Öffentlichkeitsarbeit der Initiative flankiert.

4.5 Effizientes Beschwerdemanagement

Keine Geburtsklinik kann es sich im zunehmenden Wettbewerb im Gesundheitswesen leisten, interessierte Eltern oder Wöchnerinnen zu verlieren. Kommunikative Megatrends zeigen, dass gerade im Internetzeitalter die Orientierung an persönlichen Empfehlungen zunimmt. Eine ungünstige „Mundpropaganda" wirkt sich in der hochsensiblen Zielgruppe „werdende Eltern" besonders negativ aus. Hinzu kommt, dass die Geburt zu einem wichtigen psychosozialen Ereignis geworden ist, bei dem die Eltern nichts dem Zufall überlassen wollen. Irritationen und Fehler der Klinik werden umso schwerwiegender bewertet (siehe Kapitel 4.1 „Besonderheiten und Chancen des Geburtshilfemarketings", S. 133). Gerade Babyfreundliche Kliniken, die mit dem Qualitätssiegel ihre besondere Betreuungsqualität herausstellen, müssen mit Beschwerden von unzufriedenen Müttern oder Vätern besonders sensibel umgehen und ihren Anliegen erhöhte Aufmerksamkeit schenken! Eine funktionierende Beschwerdestimulation und effizientes Beschwerdemanagement tragen ganz wesentlich zum guten Image der Klinik bei (siehe auch Kapitel 3.5.8 „Kommunikation mit den Frauen und Familien", S. 109). Außerdem beinhaltet jede professionelle Reaktion auf eine Beschwerde einer verärgerten oder unzufriedenen Wöchnerin die Chance, sie umzustimmen und wieder für das Krankenhaus zu gewinnen.

4.6 Zusammenfassung

Die „weichen Faktoren" im Betreuungsmanagement verschaffen *„Babyfreundlichen Krankenhäusern"* einen Wettbewerbsvorteil gegenüber Mitbewerbern. Deshalb ist die vorrangige Aufgabe des Geburtshilfemarketings, dieses „Plus" an babyfreundlicher Betreuungsqualität kontinuierlich in das Bewusstsein der Zielgruppen (werdende Eltern und deren Umfeld, Einweiser, lokale Öffentlichkeit) zu verankern. Die WHO/UNICEF-Initiative unterstützt ihre Mitgliedskrankenhäuser dabei, ihre besonderen Leistungen zu kommunizieren.

Ausgangspunkt für das Marketing eines *„Babyfreundlichen Krankenhauses"* ist die feierliche Übergabe der internationalen Plakette, die sorgfältig inszeniert werden sollte. Besonders wichtig für die werdenden Eltern sind Informationsveranstaltungen sowie Beratungs- und Behandlungsgespräche, bei denen die besonderen Leistungen einer Babyfreundlichen Klinik deutlich werden müssen. Kampagnen und Aktionsideen setzen Akzente im kontinuierlichen Marketing eines *„Babyfreundlichen Krankenhauses"*. Die Initiative stellt Aktionsideen und Medien zur Verfügung. Besondere Leistungen *„Babyfreundlicher Krankenhäuser"* ermöglichen es auch, die jungen Familien über den Klinikaufenthalt hinaus an das Krankenhaus zu binden (Stillgruppen, Stillcafés, etc.).

„Babyfreundlichkeit" ist auch ein Mittel der internen Imagepflege und Mitarbeiterbindung. Ein *„Babyfreundliches Krankenhaus"* kann seine besondere Fachkompetenz auch dazu einsetzen, um Einweiser zu überzeugen und sich mit den niedergelassenen Ärzten und Hebammen zu vernetzen.

Im Internetzeitalter nimmt die Orientierung an persönlichen Empfehlungen zu. Die Zielgruppe „werdende Eltern" ist sehr empfänglich für die Mundpropaganda im lokalen Umfeld der Klinik. Ein negativer Erlebnisbericht einer Wöchnerin kann sich sehr ungünstig auf den Ruf des Krankenhauses auswirken. Eine funktionierende Beschwerdestimulation und effizientes Beschwerdemanagement sind unabdingbar, um ein gutes Image innerhalb der hochsensiblen Zielgruppe zu erhalten und zu verstärken.

Gelungenes Geburtshilfemarketing ist ein wirksamer „Hebel" für das gesamte Krankenhausmarketing.

4.7 Literatur

Hitschold T, Luais K: Was ist wichtig vor, während und nach der Geburt? Eine Befragung von 112 Wöchnerinnen an der Frauenklinik Worms. Ärzteblatt Rheinland-Pfalz 2005;12:16–19.

Kern A, Streiter B et al.: Wie beurteilen Frauen die Betreuung in Stillfreundlichen Krankenhäusern? Frauenarzt 2006;47:3–4.

Anhang

Abkürzungsverzeichnis

BEST	Bindungs- und Entwicklungsförderung unter Einbeziehung des Stillens
BFHI	Babyfriendly Hospital Initiative
EFQM	Excellence der European Foundation for Quality Management
EU	Europäische Union
GKP	Gesundheits- und KrankenpflegerInnen
GKKP	Gesundheits- und Kinderkrankenpflegerinnen
IBCLC	International Board Certified Lactation Consultant
KTQ	Kooperation für Transparenz und Qualität im Gesundheitswesen
LG	Lenkungsgruppe
PDCA	Plan-Do-Check-Act
QM	Qualitätsmanagement
QZ	Qualitätszirkel
MAV	Mitarbeitervertretung
SGB	Sozialgesetzbuch
UNICEF	Kinderhilfswerk der Vereinten Nationen
WHO	World Health Organization

Weiterführende Dokumente

Auf der Website der WHO/UNICEF-Initiative
(http://www.babyfreundlich.org/anhaenge-praxisleitfaden.html)
können Sie folgende unterstützende Dokumente herunterladen:

Kapitel 1: Die WHO/UNICEF-Initiative „Babyfreundliches Krankenhaus"
- Die BEST-Kriterien (Bindung, Entwicklung und Stillen) für Kinderkliniken in: „Informationen für Krankenhäuser – Babyfreundliche Kinderklinik", S. 4 ff.
- Checkliste und Informationen für Krankenhäuser (Geburts- und Kinderkliniken)
- Empfehlungen zur Umsetzung der „Zehn Schritte"
- Informationen zur Fortbildung

- Empfehlung der Nationalen Stillkommission zur „Stillförderung in Krankenhäusern" mit Adressenliste von Ausbildungsinstituten

Kapitel 2: Projektmanagement auf dem Weg zum „Babyfreundlichen Krankenhaus"
- Musterprotokoll Teamsitzung
- Mustermaßnahmen- und aktionsplan
- Mustertagesordnung für LG-Sitzungen
- Mustertagesordnung für QZ-Treffen
- Mustertagesordnung für Sitzungen der Stillbeauftragten
- Musterprojektauftrag
- Inhaltliche Planung der Informationsveranstaltungen

Kapitel 3: Qualitätsmanagement im „Babyfreundlichen Krankenhaus"
- Stillstatistik
- Musterdokument-Vorlage
- Übersicht Qualitätsmanagement-Dokumente
- Stellenbeschreibung „Stillbeauftragte"
- Stellenbeschreibung „Prozesskoordinatorin"
- Schulungsplan
- Protokoll interne Schulung
- Fortbildungsbuch
- Internationaler Kodex für die Vermarktung von Muttermilchersatzprodukten
- Ablaufplan für Krankenhäuser

Kapitel 4: Erfolgreiches Krankenhausmarketing mit dem Qualitätssiegel von WHO und UNICEF
- Pressemitteilungen
- Musterablaufplan „Auszeichnung"

Index

A

Ablaufplanung 54
Abschlussbesprechung 54
Abschlussgespräch 119, 121
Aktionsplan (s. auch Maßnahmenplan) 13, 30, 64
Aktionstage 140
Aktionswoche 140
alternative Fütterungsmethoden 122, 123, 125
Analyse (von erhobenen Daten) 12, 18, 24, 61, 70, 76, 77, 126
Anamnesebogen 139
Angehörige 66, 87, 88, 89, 109, 110, 111, 112, 113, 114, 134
Anlegedauer 118
Anlegen 11, 14, 105, 106, 117, 118, 121
Anlegetechnik 118
Anleitungen (von Frauen) 23, 66, 102, 110, 111
Anzeigenvorlagen 138
Arbeitsanweisung (s. auch Verfahrensanweisung, Standard, Richtlinie, Regelungen) 82, 120
Arbeitsumgebung 76
Arbeitsverträge 92
Arzt (s. auch Belegarzt) 19, 32, 66, 69, 94, 107, 139
Arztbrief 57
Ärztekammer 107
Auditplan 53, 54
Aufklärungsgespräch 116
Aufnahme 82, 87, 116, 117, 118
Auftraggeberin 41, 42
Aufzeichnungen 83, 84, 85, 86
  Ablage 82, 83, 86
  Aufbewahrungspflicht 84
  Übersichtsliste 85, 86
Ausbildung 63, 66, 94, 101
Aushang 57, 98, 112, 128
Außendarstellung 64, 65, 107, 108, 138, 139
Ausstattung 48, 49, 66, 76, 77, 81, 122, 123, 125, 134
Auswertung von Daten 126, 127
Auszeichnung (s. auch Plakettenübergabe) 13, 16, 40, 57, 61, 64, 65, 91, 94, 96, 100, 102, 106, 115, 121, 134, 135, 137, 138, 139, 144
Auszeichnungstag 138

B

Baby-Galerie 139
Babynahrung, künstliche (s. auch Formulanahrung, Muttermilcherstatzprodukte, Säuglingsnahrung) 12,

76, 77, 89, 127
Bedding-In 123
Beeinflussung durch die Industrie 122, 124, 125
Befähiger-Kriterien 71
Belegarzt 18, 106
Beleghebamme 106
Beratungsgespräch 62
Beratungstag (s. auch Voraudit) 62, 63, 65
Beruhigungssauger (s. auch Sauger, Nuckel) 50, 119
Beschaffung 76, 77, 122, 124
Beschwerdeführung 112
Beschwerdemanagement 112, 113, 140, 141, 142
Beschwerden 98, 103, 109, 110, 112, 113, 140
Beschwerdestimulierung 112
BEST (Zehn Schritte zur erfolgreichen Bindungs- und Entwicklungsförderung unter Einbeziehung des Stillens) 11, 15, 143
Bestellung 124
Betreuungskonzept 16, 61, 111, 114, 117, 128, 139
Betreuungsqualität 15, 16, 134, 140, 141
Betriebsrat 44, 95
Bindung (s. auch Mutter-Kind-Bindung, Eltern-Kind-Beziehung, Mutter-Kind-Beziehung, Bonding) 11, 15, 88, 114, 116, 143
Bindungsförderung 13
Blueprint (EU-Aktionsplan „Protection, promotion and support of breastfeeding in Europe: a blueprint for action") 13
Bonding (s. auch Bindung, Mutter-Kind-Bindung, Mutter-Kind-Beziehung, Eltern-Kind-Beziehung) 46, 118, 119, 121
Briefkasten 130
Broschüren 46, 49, 50, 52, 78, 89
Brusthauben 125
Brusthütchen 125
Bundeszentrale für gesundheitliche Aufklärung (BZgA) 135

C

Checkliste 18, 61, 62, 65, 116, 117, 143
Checklistenauswertung 63
Checkliste zur Selbsteinschätzung (s. auch Checkliste) 18
Coaching 105
Curricula (s. auch Lehrplan) 76, 77, 108

D

Dateiname 80
Datenanalyse 76
Datenauswertung 126, 128
Datenerfassung 127
Datenerhebung 69, 126
Datenschutz 64

Datenschutzbeauftragte 64
Datenschutzerklärung 54
Datensicherung 84
Definitionsphase 25
Demingkreis 67
Dienstleistungserbringung 70, 76
DIN EN ISO 9001 (s. auch ISO 9001) 70, 75, 76, 78
Direktorium (s. Krankenhausdirektorium)
Dokumentation 64, 76, 77, 78, 81, 98, 112
Dokumente 35, 41, 46, 47, 48, 49, 52, 63, 78, 79, 81, 82, 83, 85, 143, 144
  Ablageort 82, 83
  Aktualisierung 16, 79, 83, 111, 113, 114
  Ausgabestand 80, 83
  Freigabe 32, 49, 81, 107, 121
  Gestaltung 57, 79, 80, 82, 114, 123, 131
  Übersicht 21, 26, 30, 79, 81, 82, 85, 105, 110, 144
  Verteilung 79, 81, 82, 98, 126
  Zuordnung 80, 91, 92, 93, 96
Dokumentenfuß 80
Dokumentenkopf 80
Dokumentenlenkung 78
Dokumentenliste 82
Dokumentenname 83
Dokumentenvorlagen 82
Donabedian 66
Durchführungsphase 25

E

EFQM (Excellence der European Foundation for Quality Management) 69, 71, 72, 73, 143
Ehrengast 137
Einarbeitung 39, 49, 77, 87, 94, 95, 99, 100, 101, 102, 103, 106, 120, 126
Einarbeitungskonzept 101
Einarbeitungsplan 99, 102
Einarbeitungszeit 102
Einführungsphase 39, 52
Einführungsveranstaltung 18, 100
Einkauf 50, 124, 126
Einverständniserklärung 54
Einweiser 18, 136, 139, 141
Elternabende 139
Elterngeschenk-Pakete 50
Eltern-Kind-Beziehung (s. auch Bindung, Mutter-Kind-Bindung, Mutter-Kind-Beziehung, Bonding) 11
Elternportal 109, 139
E-Mail-System 98
E-Mail-Verkehr 96
Entlassung 11, 62, 111, 119, 121, 129, 140
Entlassungsgespräch 76, 77
Entleerung der Brust per Hand 118

Entscheidungsebenen 30
Erarbeitungsphase 48, 50
Ergebniskriterien 71
Ergebnisprotokoll 29, 34, 38
Ergebnisqualität 66
Ergebnissicherung 26, 29, 37
Erhebung von Daten 126
Ernährungsbroschüren 50
Erstgutachten 18, 20
Erstinformation 18
EU-Aktionsplan „Protection, promotion and support of breastfeeding in Europe: a blueprint for action" 13
European Quality Award 72
Excellence der European Foundation for Quality Management (s. auch EFQM) 71, 143

F

Fallbesprechungen 76, 77, 96, 97, 98
Fallzahlen 59
Feedbackbogen 63, 115
Fehlerbücher 130
Fehlerkultur 130
Feier (s. auch Plakettenübergabe) 25, 41, 55, 57, 65, 135, 137
Festveranstaltung 137
Firmen 50, 123, 125
Firmenlogo 124
Flaschen 49, 50, 76, 77, 119, 124, 125
Flyer 49, 50, 57, 78, 82
Formulanahrung (s. auch Babynahrung, Muttermilchersatzprodukte, Säuglingsnahrung) 12, 13
Formulare 79, 81, 82, 83, 84, 85, 112
Formularvordrucke 78
Fortbildung 16, 19, 27, 47, 49, 94, 99, 100, 102, 103, 104, 105, 106, 120, 143
Fortbildungsbücher 105
Fortbildungsordner 105
Fortbildungsplan 49
Fortbildungspunkte 107
Fortbildungsveranstaltung 101
Foto (s. auch Pressefoto) 138
Fragebogen 90, 108, 129
Freigabe 32, 49, 81, 107, 121
Freigabeprozedur 79, 80, 81, 82
Freigabevermerk 80
Fremdbewertung 73, 74
Fütterungsmethoden, alternative 106, 121, 122, 123, 125

G

Geburtshilfe (s. auch geburtshilfliche Station) 16, 18, 32, 35, 80, 87, 90, 91, 113, 122, 133, 136, 138
Geburtshilfemarketing 133, 139, 142
geburtshilfliche Station (s. auch Geburtshilfe) 118

Geburtsmodus 119
Geschäftsführung 18, 23, 31
Gesprächsleitfaden 76, 77, 78
Gesundheitstage 135
Give aways 50
Glasflaschen 123, 124
Gratisproben 126
Gremium 30, 131
Gutachtenprozess 18, 40, 58, 63
Gutachtentage 53

H

Haut-zu-Haut-Kontakt 118
Hautkontakt (s. auch Haut-zu-Haut-Kontakt) 11, 14, 117, 118
Hebamme (s. auch Beleghebamme) 32, 35, 36, 92, 93
Hebammen-Brief 119
Hebammen-Nachsorge 120
Herstellerfirmen 124, 125
Homepage 57, 89, 109
Hygieneplan 125

I

Imagebroschüre 137
Imagepflege 136, 141
Industrie 122
Industrieländer 12
Infektionen 116
Infomaterial (s. auch Kurzfassung der Informationen über das Stillen, Stillinformationen) 65
Informationsaustausch 43, 96
Informationsblätter 89, 110
Informationsmaterial 76, 77, 78, 107, 109, 111, 113, 116, 119, 126
Informationsveranstaltung 40, 41, 43, 44, 45, 50, 63, 108, 115
Informationswesen 73, 77
Inhouse-Schulung 104
Innocenti-Deklaration (Innocenti-Declaration on the Protection, Promotion and Support of Breastfeeding) 13
Internationaler Kodex zur Vermarktung von Muttermilchersatzprodukten (s. auch Kodex) 15, 144
Internetpräsenz 109, 139
Intranet 48
ISO 9001 (DIN EN ISO 9001) 12, 69, 70, 75, 76, 78
Ist-Situation 127
Ist/Soll-Abgleich (s. auch Soll/Ist-Vergleich) 46

J

Jahresplaner 135

K

Kaiserschnitt-Entbindung 117
Kampagnen 17, 140, 141
Kennzahlen 126, 128
Kinderzimmer 123
Kindstod 12
Kodex (Internationaler Kodex zur Vermarktung von Muttermilchersatzprodukten) 15, 19, 49, 50, 51, 54, 61, 63, 111, 123, 144
Kommunikation, interne 36, 76, 96, 97, 98, 106, 109, 112, 113, 117, 126, 133, 139, 141
Kongresse 104
Kooperation für Transparenz und Qualität im Gesundheitswesen (s. auch KTQ) 73, 143
Kopfzeile 48
Kostensenkung 128
Krankenhausdirektorium 31, 44, 45
Krankenhausführung 73, 77
Krankenhausmarketing (s. auch Marketing) 18, 57, 133, 142, 144
Krankenhausträger 31
Krankenhauszeitschrift 43
Kreißsaal 38, 64, 117, 121
Kreißsaalführungen 139
KTQ (Kooperation für Transparenz und Qualität im Gesundheitswesen) 69, 73, 74, 75, 77, 78, 143
Kummerkästen 112
Kundenorientierung 68
Kurzfassung der Informationen über das Stillen (s. auch Stillinformationen, Infomaterial, Informationsmaterial) 63

L

Lagerungshilfen 122, 123
Laktationsberaterin 94
Lehrplan (s. auch Curricula) 63, 65, 105
Leitbild 50, 86, 87, 88, 89, 90, 91
Leitlinien 77
Leitsatz 90
Leitung 26, 27, 30, 31, 32, 45, 49, 58, 70, 76, 134
Leitungsebenen 38, 40, 45, 59
Lenkungsgruppe (s. auch LG, Steuerungsgruppe) 27, 30, 32, 36, 42, 48, 49, 50, 51, 57, 87, 128, 143
LG (s. auch Lenkungsgruppe, Steuerungsgruppe) 32, 33, 34, 41, 143, 144
Lieferanten 49, 122, 123, 125
Lob- und Kritikbücher 112
Lokalpresse 136
Ludwig-Erhard-Preis 72

M

manuelles Entleeren der Brust (s. Entleerung der Brust per Hand)
Marketing (s. auch Krankenhausmarketing) 18, 58, 107, 133, 134, 141
Marketingstrategien 57

marktübliche Preise 124
Massagetechniken 121
Maßnahmenplan (s. auch Aktionsplan) 29, 30, 54
Maternity (Picasso-Bild) 138
MAV (Mitarbeitervertretung) 95, 143
Medien 29, 33, 36, 37, 39, 44, 45, 89, 108, 135, 138, 139, 140, 141
Meilensteinplanung 41
Mentorinnen 102
Messing-Plakette 138
Messinstrument 90
Messung (von erhobenen Daten) 61, 70, 76, 126
Milchpumpen 125
Mindestqualifikation 76, 77, 101
Mitarbeiterbeschwerden 77
Mitarbeiterbindung 136, 141
Mitarbeiterideen 77
Mitarbeitermotivation 45, 97, 128
Mitarbeiterorientierung 73, 77
Mitarbeitervertretung (s. auch MAV) 44, 95, 143
Mitarbeiterwünsche 77
Mitgliedschaft im Verein 16, 64
Moderation 26, 27, 28, 29, 32, 33, 35, 37, 39, 47, 87
Moderatorin 27, 28, 29, 32, 33, 34, 35, 37, 38, 39, 40, 135
Münchener Perinatalstudie 69
Mundpropaganda 139, 140, 142
Muster-Ablaufplan für die feierliche Auszeichnung 137
Musterbriefe 136
Mustertagesordnung 33, 34, 37, 39, 144
Mutter-Kind-Beziehung (s. auch Mutter-Kind-Bindung, Eltern-Kind-Beziehung, Bindung, Bonding) 11
Mutter-Kind-Bindung 116
Muttermilchersatzprodukte (s. auch Babynahrung, Formulanahrung, Säuglingsnahrung) 12, 76, 77, 88
Mütterpräsente 125

N

Nachbetreuung 119
Nachbetreuungsangebote 76
Nachgutachten 18, 20, 61, 65
Nachschulung 63
Nahrungsproben 50
Nationale Stillkommission 12, 13
Normenwesen 66
Nuckel (s. auch Sauger, Beruhigungssauger) 125

O

oberste Leitung 27, 31, 32, 45, 49, 134
Öffentlichkeitsarbeit 20, 31, 32, 57, 58, 107, 108, 109, 134, 138, 140
operationales Geschäft 23

Optimierungsvorschläge 64
Organigramm 91, 93
Organisationsstruktur 77

P

Patientenakte 64, 83, 117, 121
Patientenaufnahmebögen 82
Patientenbefragung 58, 126, 127, 128, 129, 130
Patientendaten 77
Patientendokumentation 76, 77, 127
Patienteninformationen 78, 82
Patientenorientierung 73, 77
Patientenzufriedenheit 66, 89, 90, 112, 126, 129, 134
PDCA-Zyklus 67
Personalabteilung 47, 95
Personalakte 92, 102
Personalschulungen 19, 20
Pflegende 32, 35, 94
Pflichtschulungen 102
Phase der Aufrechterhaltung und kontinuierlichen Verbesserung 39
Picasso-Bild „Maternity" 138
Plakettenübergabe, feierliche (s. auch Feier) 57, 64, 65, 134, 135, 136, 137, 138
Planungsphase 25
plötzlicher Kindstod (s. Kindstod)
Preise 124
Presse 136, 137, 138
Pressearbeit 136, 140
Pressefoto 138, 139
Pressegespräch 137
Pressekonferenz 137
Pressemappe 136, 137
Pressemeldung 136, 137, 140
Problemlösungsprozess 67
proCum Cert 69, 74
Produkte 68, 69, 122, 123, 124, 125, 126
Projektabschluss 25, 41, 55, 56
Projektauftrag 40, 42, 56, 57, 58
Projektbericht 41, 56, 57
Projektgruppe (s. auch Qualitätszirkel) 35, 47
Projektleiterin (s. auch Projektmanagerin, Prozesskoordinatorin) 26, 27, 32, 34, 35, 36, 37, 39, 41, 42, 44, 45, 47, 51, 52, 54, 55, 56, 58, 59, 60, 94, 97, 134
Projektleitung 134
Projektmanagement 23, 25, 26, 51, 60, 94, 134, 144
Projektmanagerin (s. auch Projektleiterin, Prozesskoordinatorin) 27
Projektphasen 25, 27, 40, 61
Protokoll (s. auch Ergebnisprotokoll) 29, 33, 37, 39, 57, 83, 99, 144
Protokollvordrucke 85
Prozesskoordinatorin (s. auch Projektleiterin, Projektmanagerin) 76, 77, 90, 93, 94, 95, 96, 97, 98, 102, 103, 107, 116, 126, 144

Prozessqualität 20, 66
Prüfungsteam 63
Prüfungsvermerk 80

Q

QM (s. auch Qualitätsmanagement) 47, 76, 77, 143
Qualifikationsanforderungen 92
Qualität 20, 29, 58, 62, 63, 66, 68, 69, 73, 110, 128, 134, 143
Qualitätsmanagement (s. auch QM) 18, 25, 27, 30, 32, 46, 47, 61, 66, 68, 69, 70, 72, 73, 75, 77, 78, 79, 81, 82, 83, 84, 94, 95, 100, 101, 107, 111, 131, 132, 143, 144
Qualitätspolitik 67, 76, 90
Qualitätspreis 72
Qualitätssicherung 20, 68, 69
Qualitätsverbesserung 68
Qualitätsziele 67
Qualitätszirkel (s. auch QZ) 16, 27, 31, 32, 35, 76, 77, 87, 97, 115, 128, 130, 131, 143
Quoten (s. auch Stillquoten, Stillrate, Statistik, Stillstatistik) 62
QZ (s. auch Qualitätszirkel) 35, 36, 37, 38, 41, 42, 47, 48, 49, 51, 52, 56, 59, 143, 144

R

Räume 33, 35, 37, 39, 44, 49, 54, 82, 122, 123, 135
Räumlichkeiten 66, 122
Raumplanung 54
Rechnungen 124
Regelungen, interne (s. auch Richtlinien, Standards, Verfahrensanweisung, Arbeitsanweisung) 46, 48, 50, 52, 58, 78, 81, 82, 83, 84, 85, 96, 99, 101, 102, 105, 110, 111, 114, 115, 120, 122
Regelwerke 69
Reifegrad einer Organisation 72
Richtlinien, interne (s. auch Regelungen, Standards, Verfahrensanweisung, Arbeitsanweisung) 82, 83, 97, 98, 103, 110, 120, 121
Rooming-In (s. auch 24-Stunden-Rooming-In) 66, 76, 77, 88, 118, 123
Rotation der Herstellerfirmen 124
Routinebetrieb 27, 35, 58
Routineprozess 55
Rückgabequote 129, 130
Rückverfolgbarkeit 76
Ruhebereiche 123
Ruhezeiten 123
Rundschreiben 96, 98

S

Sauger, künstlicher (s. auch Beruhigungssauger, Nuckel) 15, 49, 76, 77, 119
Säuglingsbettchen 123
Säuglingsnahrung (s. auch Babynahrung, Formulanahrung, Muttermilchersatzprodukte) 122, 124, 125, 126
Schnuller (s. Sauger, Beruhigungssauger, Nuckel)

Schulung 16, 47, 63, 101, 104, 105, 106, 116, 144
Schulungsanbieter 101
Schulungsangebote 19
Schulungsnachweis 105
Schulungsplan 50, 86, 103, 104, 105, 107, 144
Schwangerenberatung 111, 112, 121
Schwangerenvorsorge 11, 116, 139
Schweigepflicht 54, 64
Schwellenländer 12, 13
Selbstbewertung (s. auch Selbsteinschätzung) 62, 73, 74
Selbsteinschätzung (s. auch Selbstbewertung) 18, 61, 62
Senkung der Kosten 128
Serviceangebote 140
SGB V, § 135 a 69
Sicherheit im Krankenhaus 73, 77
Soll/Ist-Vergleich (s. auch Ist/Soll-Abgleich) 67
Speicherung (von elektronischen Daten) 48
Spiritualität 74
Spontanentbindung 117
Standard operating procedure's 50
Standards, interne (s. auch Regelungen, Richtlinien, Verfahrensanweisungen) 14, 16, 46, 111, 115, 120
stationäre Aufnahme 116, 117
Statistiken (s. auch Stillstatistiken, Stilldaten, Quoten, Stillquoten) 52, 131
Stellenantritt 101
Stellenbeschreibung 38, 80, 92, 93, 94, 144
Stellenbesetzung 95
Stellvertreterinnen 59
Stellvertretungsregelung 48
Steuerungsgruppe (s. auch Lenkungsgruppe, LG) 30, 31, 32
Stillambulanz 110, 119, 140
Still-Anamnesebogen 139
Stillbeauftragte 35, 38, 51, 59, 76, 77, 90, 92, 93, 94, 95, 116, 126, 144
Stillberatung, ambulant 11, 38, 63, 134
Stillberatungsgespräch 118
Stillbroschüren 78, 82, 117
Stillcafe 11
Stilldaten (s. auch Stillstatistik, Statistik, Quoten, Stillquoten) 61
Stillen nach Bedarf 14, 117, 119
Stillflyer 78
Stillgespräch, präpartales 76, 77, 111, 112, 117, 121
Stillgruppen 15, 89, 110, 111, 119, 141
Stillhilfsmittel 123, 125
Still-Hotline (s. auch 24-Stunden-Hotline) 110
Stillinformationen (s. Infomaterial, Informationsmaterial, Kurzfassung der Informationen über das Stillen)
Stillkonferenzen 76, 77
Stillleitbild 50
Stillpolitik 76, 77, 86, 87
Stillpositionen 117, 118, 121
Stillquote (s. auch Stillrate, Quoten, Statistik, Stillstatistik, Stilldaten) 12, 13, 66, 89, 124, 127, 128
Stillrate (s. auch Stillquote, Quoten, Statistik, Stillstatistik, Stilldaten) 12

Stillrichtlinien 14, 50, 63, 64, 65, 76, 77, 78, 82, 83, 111
Stillsprechstunden 110, 119
Stillstandards 50
Stillstatistik (s. auch Statistik, Stilldaten, Quoten, Stillquoten, Stillraten) 50, 59, 62, 76, 77, 144
Stilltradition 12, 13
Still- und Laktationsberaterin 63, 94
Stillwunsch 116
Stillzeichen 117, 118
Strukturqualität 66
SuSe-Studie 15

T

Tag der offenen Tür 59
Teeproben 50
Teilnahmezertifikat 105
Teilnehmerliste 33, 44, 108, 115
„To do"-Liste 47, 48
Total Quality Management Model 71
Träger (s. Krankenhausträger) 31, 71
Trägerverantwortung 74
Treffen der Stillbeauftragten 30, 38, 39
Trennung von Mutter und Kind 121

U

Umstrukturierung 17
Unterbringung 53
Unterstützungsangebote 119
Unterstützungsmöglichkeiten 27, 46, 47
Unterweisungen 76, 77

V

Vater-Mutter-Kind-Broschüren 78
Veranstaltungskalender 109, 139
Veranstaltungsmanagement 137
Verantwortlichkeiten (s. auch Zuständigkeiten) 40, 41, 48, 50, 56, 91, 92, 95, 101
Verantwortungsbereich 92
Verbesserung 12, 25, 32, 35, 39, 58, 61, 63, 67, 69, 70, 76, 97, 105, 107, 110, 115, 119, 122, 126, 128, 131
Verbesserungsmaßnahmen 94, 130, 131
Verbesserungsprozess 58
Vereinsbeitritt 17
Verfahrensanweisung (s. auch Regelungen, Richtlinien, Standards, Arbeitsanweisung) 50, 120
Verfallsdatum 83
Verlegungsquoten 115
Verschriftlichung 48
Versorgungsplanung 54
Vertretungssituation 91, 92

Visitorenteam 74
Visualisieren 28
Voraudit (s. auch Beratungstag) 65

W

Webbanner 138
Weisungsbefugnisse 95
Weiterbildung 19, 77, 88, 100
Weiterempfehlung 129
Weiterempfehlungsquote 128
Weltkindertag 135
Weltstillwoche 17, 135, 140
Werbeartikeln 55
Werbematerial 125
Werbepräsente 125
WHA (World Health Assembly) 15
Wochenbettstation 32, 35, 64, 94, 115, 118, 120, 121
World Health Assembly (WHA) 15

Z

Zehn Schritte (Zehn Schritte zum erfolgreichen Stillen) 11, 13, 14, 15, 18, 19, 20, 61, 63, 106, 111, 114, 116, 117, 118, 119, 120, 143
Zehn Schritte zum erfolgreichen Stillen (s. auch Zehn Schritte) 13, 14, 15, 19, 20, 61, 63, 106, 114, 116
Zehn Schritte zur erfolgreichen Bindungs- und Entwicklungsförderung unter Einbeziehung des Stillens (BEST) 11
zentraler Einkauf 124
Zielgruppenmarketing 133, 138
Zufüttern 118, 121
Zuordnung 80
Zuständigkeiten (s. auch Verantwortlichkeiten) 58, 91

24-Stunden-Hotline (s. auch Still-Hotline) 11, 120
24-Stunden-Rooming-In (s. auch Rooming-In) 66, 118, 123